VOYAGE MÉDICAL

EN

ALLEMAGNE

POLICLINIQUE. DOCTRINES MÉDICALES.

LES UNIVERSITÉS ALLEMANDES. LES PROFESSEURS.

LES ÉTUDIANTS (MOEURS ET COUTUMES).

LES JUIFS, ETC.

PAR LE DOCTEUR GALLAVARDIN.

Car j'imagine qu'on voyage pour changer, non de lieu, mais d'idées . . . . En parcourant l'Europe vous rencontrerez trois ou quatre siècles ! telle famille est du XVIIe siècle, tel hameau est barbare. Voyager dans l'espace, c'est donc voyager dans le temps — parfois en arrière, parfois en avant.

H. TAINE.

—

SECONDE PARTIE,

Faisant suite à l'ENSEIGNEMENT CLINIQUE EN ALLEMAGNE (1858).

—

A PARIS,
CHEZ J.-B. BAILLIÈRE ET FILS,
rue Hautefeuille, 19.

—

LYON, CHEZ M^{el} SAVY,
place Louis-le-Grand, 14.
1860.

VOYAGE MÉDICAL

EN ALLEMAGNE

OUVRAGES DU MÊME AUTEUR :

DE LA JAUNISSE, 1854 ; br. in-8.

TRAITEMENT DES MALADIES CHRONIQUES PAR LE VIN EN ALLEMAGNE. — Gazette médicale de Paris, 1858. — Pour faire suite à l'article de M. le docteur Giraud-Teulon, publié dans le même journal, 1858, sur l'emploi du vin, des alcooliques dans les maladies aiguës, en Angleterre.

L'ENSEIGNEMENT CLINIQUE EN ALLEMAGNE, particulièrement à Vienne. — Projet de réforme pour l'enseignement clinique en France, 1858 ; br. in-8.

DU STRABISME CHRONIQUE. Strabisme de l'œil droit ayant duré huit ans (1842-1850), guéri par la jusquiame, 1859 ; br. in-8.

TRAITEMENT DU STRABISME CHRONIQUE. Deux cas de strabisme guéri par le phosphore. Indications du phosphore contre diverses paralysies (publié dans la Gazette médicale de Dresde, *Neue zeitschrift für H. Klinik*, 1860).

POUR PARAITRE PROCHAINEMENT :

TRAITEMENT DE LA SURDITÉ. Observations de guérison chez des malades âgés de 40 à 60 ans.

Lyon. — Imp. d'Aimé Vingtrinier.

VOYAGE MÉDICAL

EN

ALLEMAGNE

POLICLINIQUE. DOCTRINES MÉDICALES.

LES UNIVERSITÉS ALLEMANDES. LES PROFESSEURS.

LES ÉTUDIANTS (MOEURS ET COUTUMES).

LES JUIFS, ETC.

PAR LE DOCTEUR GALLAVARDIN.

Car j'imagine qu'on voyage pour changer, non de lieu, mais d'idées . . . . En parcourant l'Europe vous rencontrerez trois ou quatre siècles ! telle famille est du XVIIe siècle, tel hameau est barbare. Voyager dans l'espace, c'est donc voyager dans le temps — parfois en arrière, parfois en avant.

H. TAINE.

SECONDE PARTIE,

Faisant suite à l'ENSEIGNEMENT CLINIQUE EN ALLEMAGNE (1858).

A PARIS,

CHEZ J.-B. BAILLIÈRE ET FILS,

rue Hautefeuille, 19.

LYON, CHEZ M[el] SAVY,

place Louis-le-Grand, 14.

1860.

AVANT-PROPOS.

Dans un premier travail nous avons raconté de quelle façon les gouvernements et les hommes de cœur, en Allemagne, avaient résolu le problème de la charité *publique* dans ses rapports avec l'enseignement. Et parallèlement nous avons exposé la solution qu'a reçu le même problème, en France, sous l'influence de nos mœurs et de notre génie national. Cet examen comparatif a fait ressortir pour nous la supériorité des méthodes allemandes ; dès lors nous avons dû conclure logiquement à un projet de réforme particulièrement nécessaire à notre enseignement clinique et à notre institution de l'Internat.

Dans un second travail, analogue au premier, nous dirons comment n a résolu, de l'autre côté du Rhin, le problème de la charité *privée* dans ses rapports avec l'enseignement, par l'établissement de la *Policlinique*. Nous comparerons celle-ci à nos *dispensaires*, c'est à dire à l'institution française correspondante, sinon équivalente, car elle est stérile pour la science. Ici encore nous aurons lieu de remarquer la supériorité des Allemands, ce *peuple enseignant*, qui a su admirablement utiliser, dans l'intérêt de tous, des matériaux d'instruction restés improductifs dans nos mains. Ils ont compris, suivant la judicieuse pensée de M. Bouchacourt (1), que la bienfaisance ne s'exerce pas seulement en secourant celui qui souffre, mais encore, et bien mieux, en facilitant l'instruction de ceux qui seront un jour appelés à les secourir. Car les soins prodigués aux malades dans les dispensaires comme dans les hôpitaux, doivent être envisagés comme une sorte de secours provisoire, tout aussi provisoire que le pain et les vêtements délivrés à la misère, qu'on n'éclaire pas, qu'on ne moralise pas et qu'on ne fait ainsi que pallier un moment.

On ne saurait trop mettre en relief la connexion intime qui existe entre la charité et la science médicale, et admirer comme la science multiplie la puissance de la charité, confirmant ainsi l'axiome *savoir c'est pouvoir* : et d'autre part, comme la charité contribue aux progrès de la science en ouvrant des asiles aux indigents malades, — asiles de la charité qui deviennent bientôt les asiles de la science.

La logique des choses, l'*intérêt bien entendu*, — comme disent les philosophes *utilitaires* — aussi bien que l'histoire viennent à notre aide pour démontrer pleinement cette connexion intime qui unit la charité à la science.

L'intérêt bien entendu?... Si n'était par pure charité, les gens riches auraient dû, dans un intérêt *égoïste* et *personnel*, fonder des hôpitaux ; car, lorsque la maladie les y convie, ils sont les premiers à bénéficier des progrès de l'art réalisés dans ces asiles de l'indigence et des talents des médecins et chirurgiens formés dans ces écoles *pratiques*.

L'histoire ?... on peut, pour les besoins de notre démonstration, diviser l'histoire en trois périodes :

Dans la première, celle de l'antiquité, c'était l'époque de la science dans la charité ; la charité que les anciens ne pouvaient guère pra-

(1) *Fragments d'un voyage médical en Allemagne*, publié dans le *Journal de médecine de Lyon*, 1842-43, par M. le docteur Bouchacourt, professeur de clinique obstétricale.

tiquer, puisqu'ils en ignoraient même l'idée. — On avait le bon grain, mais pas de champ où l'ensemencer.

Dans la seconde période, les premiers temps de l'ère chrétienne, c'était l'époque de la charité sans la science, — une terre fertile, mais pas de semence.

Dans la troisième, la plus rapprochée de nous, des administrations hospitalières aussi intelligentes que zélées ont ouvert à la science l'asile des malades indigents, mais à la vraie science, aux médecins et aux chirurgiens les plus distingués d'entre tous : et, si là leurs talents hâtent les progrès de l'art, ce sont les pauvres qui, les premiers, en profitent, sous les yeux de nombreux élèves enseignés de parole et d'exemple.

On voit ainsi le développement, l'accroissement parallèles de la charité et de la science qui s'entr'aident, se fécondent l'une par l'autre.

Si, en France, nous avons su, avec tant d'avantage, faire servir la charité *publique*, les hôpitaux (1), aux progrès et à l'enseignement scientifique, pourquoi, imitant la savante Allemagne, ne ferions-nous pas, comme elle, servir aussi la charité *privée*, les dispensaires, à l'éducation des jeunes médecins ?

Comment nos voisins d'outre-Rhin ont-ils résolu pratiquement, ce dernier problème ? c'est ce que nous raconterons tout au long dans le premier chapitre de ce mémoire.

Puis nous complèterons, confirmerons certains points de notre première publication en apportant de nouveaux documents à l'appui de nos assertions et en réfutant diverses objections ou critiques qui nous ont été adressées.

(1) Excepté quelquefois les services des vénériens, des aliénés et presque toujours ceux des femmes en couches. Les élèves sage-femmes sont seules admises dans les maternités, à l'exclusion des élèves en médecine, et pourtant, plus tard, dans leur pratique, elles seront forcées, de par la loi, d'appeler à leur aide, dans les cas difficiles, ces jeunes étudiants devenus docteurs, improvisés éditeurs responsables et *incompétents* de par leur éducation *officielle* !

Dans ce double but, nous consacrerons un chapitre particulier à :

— L'enseignement clinique.

— L'internat.

— Les doctrines médicales de l'Allemagne représentées par Skoda et Rokilansky de Vienne, Dietl, de Cracovie, Wunderlich, de Leipzig.

— Nouveaux documents statistiques sur la mortalité de la pneumonie à Vienne (2).

Nous terminerons par quelques considérations sur les *Voyages médicaux.*

Puisse cette seconde publication sur l'Allemagne avoir la même opportunité que la première, et contribuer ainsi au développement de la science par la charité et de la charité par la science !

(1) Le lecteur ne pourra bien comprendre le 2e, 3e, 4e et 5e chapitre qu'après avoir lu notre premier travail sur l'Allemagne (brochure in-8, de 80 pages), publié en mai 1858, et dont la moitié, à peine, avait paru vers la même époque, dans la *Gazette médicale de Lyon.*

Lyon, mai 1859.

LA

POLICLINIQUE EN ALLEMAGNE

OU

L'ENSEIGNEMENT PAR LES DISPENSAIRES (1)

> Nos hôpitaux, tout en restant les asiles de la charité, sont devenus les ÉCOLES PRATIQUES de la science. Pourquoi n'en serait-il pas de même de nos dispensaires ?

Rechercher et enseigner quelle maladie a telle personne et que traitement la guérira ; c'est là l'objet de la clinique. Faire la clinique, c'est donc montrer comment toutes les branches de la science médicale doivent converger, aboutir à guérir ou soulager tel ou tel malade. C'est en résumé la *science* qui devient *art* en s'appliquant à chaque malade en particulier.

La clinique, qui est actuellement le couronnement et la conclusion pratique de l'enseignement médical, a dû, avant le développement méthodique des diverses branches de la science, constituer elle-même *tout* l'enseignement médical. Elle a donc été la première forme de cet enseignement.

Or, chez toutes les nations civilisées ou barbares, anciennes ou modernes, on trouve une médecine plus ou moins élémentaire, par

(1) M. le docteur Henri Dor, de Vevey (Suisse), n'a certe pas eu de peine à nous décider à faire l'exposition de la policlinique, pour compléter notre publication sur l'*Enseignement clinique en France*.

Nous le remercions ici publiquement et bien sincèrement des pré-

conséquent des médecins qui se transmettent leur science, leur art par l'enseignement clinique.

Cet enseignement a dû se faire suivant plusieurs méthodes variant avec les temps et les lieux. Quelle a été la méthode la plus élémentaire, la première signalée dans l'histoire ? Celle, précisément, qui existait *universellement*, il y a un ou deux siècles à peine, et n'a pas complètement disparu à cette heure, bien que, par d'autres méthodes, on ait voulu la supplanter ou prétendre, du moins, lui venir en aide. Disons brièvement en quoi elle consistait.

Avant l'organisation complète des écoles de médecine et des cliniques dans les hôpitaux, un médecin réputé attirait à lui malades et élèves ; — les premiers pour se faire guérir, les seconds pour s'instruire. Comment instruisait-il ceux-ci ? Il les conduisait auprès de ses malades et les enseignait de parole et d'exemple. Puis, quand le manque de temps ou la capacité d'un élève l'y conviaient, il envoyait celui-ci le remplacer complètement auprès de quelques clients : dans les cas graves seulement, le dernier se faisait un devoir d'en référer au maître qui, au besoin, revoyait le malade, reprenait la direction du traitement, et parachevait ainsi l'éducation de son élève.

cieux renseignements qu'il a bien voulu ajouter à ceux que nous avions déjà glanés nous-même. Nous espérons tous les deux (nous pourrions dire tous les trois, avec mon ami, le docteur Doyon), que nos compatriotes sauront emprunter à nos récits de voyageurs ce qu'ils ont d'utile, de progressif, afin de l'appliquer en France, dans l'intérêt de tous. Nous le désirons doublement, car une fois que la propagande française s'est emparée d'une idée, d'une réforme, elle s'empresse et réussit à la répandre partout avec cet entraînement sympathique, ce génie vulgarisateur que chacun lui connaît.

Nous sommes heureux d'être, sur ces diverses questions de réforme, en conformité d'opinions, d'espérances avec M. Dor, aussi honorablement connu de nos lecteurs qu'il l'est déjà dans la littérature médicale, grâce à divers travaux, et, entre autres, au *Traité théorique et pratique des maladies des organes sexuels de la femme*, par le professeur Scanzoni, de Würsbourg, traduit par les docteurs Henri Dor et Socin. Un vol. in-8, de 560 p. ; Paris, J.-B. Baillière,

Du reste, en France, l'autorité reconnaît *officiellement* que ce mode élémentaire d'enseignement offre des garanties suffisantes pour l'instruction des médecins, témoin l'*article* 15 *de la loi du* 19 *ventôse, an XI*, qui n'est pas abrogé :

« *Les jeunes gens qui se destinent à devenir officiers de santé ne seront pas obligés d'étudier dans les écoles de médecine ; ils pourront être reçus officiers de santé après avoir été attachés pendant six années, comme élèves, à des docteurs*, ou après avoir suivi, pendant cinq années consécutives, la pratique des hôpitaux civils ou militaires. Une étude de trois années consécutives dans les écoles de médecine leur tiendra lieu de la résidence de six années chez les docteurs ou cinq années dans les hospices. »

Dans notre pays, il y a à peine trente ou quarante ans, chaque famille avait son médecin en qui la confiance demeurait héréditaire. Celui-ci, quand il était trop occupé, envoyait pour le remplacer un jeune médecin débutant qu'il protégeait, son *assistant*, comme disent les Allemands. Ce dernier complétait ainsi son *savoir*, et acquiérait de plus le *savoir-faire*, sous la direction d'un maître expérimenté.

Mais présentement les *médecins de famille* ont à peu près complètement disparu, à tort, il nous semble ; la clientèle aux goûts mobiles, a pris des mœurs vagabondes, à ce point que tout praticien un peu en renom peut, avec raison, considérer son cabinet comme une lanterne magique. Chacun d'eux, parvenant à grande peine à conserver la confiance de quelques maisons, ne songe point à la compromettre en imposant, même passagèrement, un confrère de son choix; encore bien moins oserait-il désigner un simple élève, quelque peu novice.

On ne peut donc plus songer à mettre en pratique ce mode primitif d'enseignement qu'autorise notre législation.

En Allemagne, les *médecins de famille* existent encore : la plupart des familles sont abonnées à un médecin, — abonnement annuel, plus des honoraires particuliers pour les maladies graves, si maladie il y a. — Chacun d'eux, pour peu qu'il soit occupé, a pour *assistant* un jeune docteur qui le remplace fréquemment. Mais si ce dernier complète là son éducation, c'est *officieusement* et non *officiellement*.

Les lois allemandes ne regardent pas comme suffisant cet enseignement particulier autorisé par notre code : ce n'est pas qu'elles le repoussent, loin de là, elles l'admettent, mais seulement à titre de partie adjuvante de l'enseignement universitaire. Dans la plupart des Facultés elles en régularisent *officiellement* l'application sous la direction non de simples praticiens, mais exclusivement de professeurs de clinique spéciaux. Elles ont organisé de la manière suivante l'institution de la policlinique (1), — car tel est son nom. Citons, comme exemple, ce qui a lieu à Wurzbourg, où M. le docteur Rinecker, professeur officiel de policlinique, embrasse dans la sphère de son enseignement toutes les spécialités cliniques : médecine, chirurgie, accouchements, etc., etc. — A Berlin il y a un professeur de policlinique spécial pour les accouchements.

A Wurzbourg, à Berlin, à Heidelberg, à Dresde, à Zurich, la ville est divisée en plusieurs quartiers pour la répartition régulière des sujets de la policlinique ; pour chaque quartier un ou plusieurs élèves en médecine et une pharmacie particulière délivrant gratuitement les remèdes aux indigents.

A Munich, la policlinique est pratiquée non seulement dans la ville, mais encore dans la banlieue, dans les villages environnants, dans un rayon de huit kilomètres environ. Aussi, chaque matin, vers les 8 ou 9 heures, voit-on les *vieux* étudiants partir à travers la campagne dans toutes les directions. Après avoir fait, pendant 8, 10 heures de la médecine *rurale*, ils reviennent à la ville vers les 5-6 heures, auprès de leurs livres, de leur maître, le professeur de policlinique, éclaircir, résoudre les problèmes difficiles de la pratique qui se présentent chaque jour. Ils apprennent ainsi à poser, à remplir les indications *différentielles* que réclament les citadins et les campagnards, au point de vue de l'hygiène, et de la diététique.

(1) Ainsi nommée de deux mots grecs (πολις, χλινιχη) — *Clinique de la ville*, pour la distinguer de la clinique ordinaire qui se fait à l'hôpital.

A Berne (Suisse) comme à Munich, la policlinique est organisée pour le traitement à domicile des malades indigents de la ville et des villages avoisinants.

A Wurzbourg, un indigent est-il malade, il se fait inscrire sur le registre du professeur de policlinique. Celui-ci lui envoie un élève qui le traitera jusqu'à la fin de la maladie. Ce dernier, chaque jour, de 11 heures à 1 heure, va rendre compte au professeur de la marche de la maladie, et des prescriptions qu'il a faites. Celles-ci ne sont exécutées qu'après avoir été contrôlées, approuvées par le maître ; il faut, du reste, sa signature pour se voir délivrer gratuitement les remèdes à la pharmacie *désignée*. Si le cas est grave, le professeur va lui-même visiter le malade avec l'élève qui en est chargé. Habituellement un étudiant a plusieurs clients de cette sorte à soigner simultanément, 6, 8, 10, 15. Si le malade meurt, l'élève fait toujours lui-même l'autopsie, et complète ainsi, dans l'intérêt des survivants, son diagnostic, son pronostic, bref son instruction.

Souvent l'élève, allant visiter un malade dans une famille, en trouve plusieurs autres qui réclament ses conseils pour quelques infirmités, indispositions ou règles d'hygiène à observer; toutes choses qu'il ne peut apprendre à appliquer dans les salles d'un hôpital. Pour se faire écouter de ses clients, pour en obtenir la confiance, la considération même, il est obligé de mettre en jeu toute cette petite diplomatie du praticien, plus utile encore au malade qu'à lui-même, car la médication morale n'importe guère moins que la médication pharmaceutique. Insensiblement se déroule devant lui cet apostolat que doit exercer le médecin intelligent, moral et dévoué. Car au lieu d'imiter certains riches qui jettent dédaigneusement à l'indigence des sommes d'argent dont ils n'ont que faire,—faible palliatif qui ne soulage que la misère présente et ne prévient pas la misère à venir.— le médecin, digne de ce nom, fait modestement, fructueusement la charité de ses soins, de son savoir, de ses conseils, charité autrement féconde que celle de ces opulents Pharisiens, car elle s'adresse au corps, à l'intelligence et au cœur de ces malheureux qu'elle améliore, sinon régénère, et dans le présent et dans l'avenir.

On voit ainsi comment ces jeunes étudiants complètent une éducation à laquelle les cours universitaires ne peuvent que les initier. Ils acquièrent de la sorte, avec le *savoir*, le *savoir-faire*. Ce dernier enseignement est précieux, car trop souvent, de lui seul dépendra la réputation d'un homme durant toute sa carrière. Où trouverez-vous une éducation pareille, qui, avec la science, vous donne presque l'expérience de la vie ? Aussi en résulte-t-il qu'on voit moins souvent qu'ailleurs de jeunes médecins obligés de se dépayser, après avoir compromis définitivement leur avenir, parce qu'ils ont appris le *savoir-faire* à leurs dépens, pendant les premières années de leur clientèle. — Trop heureux si, dans la résidence, théâtre de leurs tristes débuts, ils parviennent à reconquérir la confiance des familles !

Les élèves apprennent ainsi tout à la fois et la théorie et la pratique ; aussi, livrés à eux-mêmes de temps en temps, doivent-ils s'habituer à concilier les vues *à priori* de la première avec les nécessités de la seconde, éclairant l'une par l'autre. Ils apprennent de la sorte à contrôler les doctrines et l'enseignement de leurs maîtres et de leurs auteurs classiques ; et ils se préparent à savoir allier, dans le cours de leur carrière médicale, les progrès légitimes de l'art avec les données traditionnelles.

Si la policlinique a tant d'avantages pour les élèves, elle n'en a pas moins pour les malades. Combien d'entre eux ont guéri dans leur famille, qui seraient morts à l'hôpital ! Car la sœur de charité la plus dévouée peut-elle prodiguer à plusieurs malades à la fois ces soins incessants dont votre femme, votre mère savent entourer votre chevet ? Et d'ailleurs le traitement à domicile prévient les inconvénients de l'encombrement (1) qui prolonge, aggrave ou produit

(1) L'encombrement, si funeste à l'espèce humaine, le serait également, paraît-il, à certaines espèces animales, témoin l'observation citée par un médecin des hôpitaux de Paris, J.-P. Tessier, dans une série d'articles sur la diathèse purulente, publiés, en 1838, dans le journal l'*Expérience* :

« Il a été fait à ce sujet un travail fort intéressant adressé par le bureau de cavalerie au ministre de la guerre. La perte des chevaux

tant de maladies. Un traitement ainsi organisé fait disparaître les causes de contagion ou d'infection, et diminue l'intensité des épidémies.

De récentes discussions (1858) dans les académies de médecine de Paris et de New-Yorck et dans la presse médicale ont confirmé tous les esprits dans cette opinion que l'emcombrement est la cause occasionnelle de la diathèse purulente, maladie qui fait périr tant d'opérés, tant de nouvelles accouchées. Or, pourquoi ne pas éviter cette cause de mort à ces malheureux en les traitant non plus à l'hôpital, mais à domicile ? Et ceci est chose possible dans les grandes comme dans les petites villes, témoin ce qui se passe à Munich, àDresde, à Berlin (ville de 600,000 âmes). Cette médication préventive constituerait un progrès *réel* pour la thérapeutique obstétricale et chirurgicale (1).

coûte chaque année au Gouvernement de 16 à 1800,000 francs. Cette perte est occasionnée presque en totalité par la morve et le farcin. Voici ce qui a été observé : Tous les chevaux, indistinctement, ceux de la grosse cavalerie comme ceux de la cavalerie légère, ont droit, dans les écuries des casernes, à l'espace d'un mètre en travers. Mais comme les chevaux de la grosse cavalerie sont d'un quart plus volumineux que ceux de la cavalerie légère, il en résulte qu'ils sont beaucoup plus entassés que ces derniers. Eh bien ! précisément, la mortalité est d'un quart plus considérable pour les chevaux de la grosse cavalerie que pour ceux de la cavalerie légère. »

(1) C'est avec un étonnement toujours nouveau que nous entendons fréquemment cette assertion : « La chirurgie seule fait des progrès et la médecine point du tout. » Si, à propos de la chirurgie, on veut dire que les procédés opératoires sont plus nombreux, plus parfaits, que l'on opère plus lestement, en cinq minutes au lieu de trente, que, grâce à l'éther et au chloroforme, les opérés ne souffrent plus, — tout cela est incontestable ; mais il nous semble qu'en parlant des progrès de la chirurgie, on prend le *moyen* pour le *but*. En effet il y a 40, 60 ans, on perdait la moitié des amputés ; et aujourd'hui, depuis ces progrès si vantés de la chirurgie, depuis l'emploi du chloroforme, de l'éther, combien perd-on d'amputés ?

Toujours la moitié ; — singulier progrès ! Et quels sont les chirurgiens qui guérissent le plus d'opérés ? Ceux qui les traitent *médicalement* avant et surtout après l'opération.

Résumons. L'adoption de la policlinique dans notre pays aurait un double avantage :

Avantage pour les femmes en couches et pour les opérés ; car elle préviendrait l'encombrement, partant l'*infection*, cette *corne de pestilence* qui sème à travers les rangs des malades la diathèse purulente, les érysipèles, les phlegmons, les phlébites, les lymphites, les gangrènes, etc.

Avantage pour les élèves en médecine dont elle ferait précocement des praticiens tout à la fois instruits et expérimentés.

Pour faire introduire la policlinique en France nous avons signalé deux avantages manifestes ; mais sont-ce les seuls? Non, elle aurait encore celui de remplacer chez nous l'institution des dispensaires qui lui est bien inférieure, — inférieure au point de vue de l'instruction des élèves, cela va sans dire puisque, sous ce rapport, elle est complètement *nulle* ; mais inférieure aussi au point de vue des malades. En effet, sous le régime de la policlinique, les malades sont mieux soignés et guérissent plus souvent, plus vite pour les raisons énoncées plus haut, et grâce, en outre, à ce dévouement, à ce zèle de la première jeunesse de la part des étudiants qui les visitent : dévouement, zèle éclairés et dirigés par un professeur instruit, expérimenté (1).

(1) Comme terme de comparaison, nous rappellerons brièvement l'organisation de nos Dispensaires en France.

Outre la consultation gratuite de l'hôpital à laquelle participent les indigents du dehors, il y a l'assistance à domicile par des médecins qui, suivant le cas, vont traiter les malades pauvres chez eux ou les reçoivent dans leur cabinet.

Ces médecins de Dispensaires nommés, les uns, pour leur mérite, les autres par protection, sont habituellement de jeunes docteurs qui veulent consacrer à la charité ou du moins occuper les premières années de leur pratique et se faire ainsi la main à la clientèle : double moyen de se recommander à la bienveillance des classes aisées de la société. Qu'ils aient à soigner des clients pauvres ou riches, ce sont toujours des malades exposés parfois à pâtir de l'inexpérience de ces praticiens débutants, alors surtout que ceux-ci ne sont pas

Dans nos dispensaires, dans nos bureaux de consultations surtout, que voyez-vous, au contraire ? Des médecins d'hôpitaux, très-capables, mais surchargés de besogne et qui, pour abréger leur *corvée*, font de la médecine pour ainsi dire à *train-express,* voyant 60 malades, faisant 60 prescriptions à l'heure. Et en citant ce chiffre, nous croyons rester quelquefois au-dessous de la vérité. En effet un des médecins les plus distingués de l'Hôtel-Dieu de Lyon nous disait récemment que, plusieurs fois, il a dû, *obligé* par le manque de temps et le nombre des indigents, il a dû *expédier* 120, 130, 150 malades en une heure ! Et cet homme de cœur blâmait tout le premier cette façon déplorable de traiter les malheureux. Pauvre médecin ! pauvres malades !

En pareil cas, où est la science ? où est la charité ? Science et charité que la policlinique allemande sait si bien allier et féconder l'une par l'autre.

Il est incontestable qu'il y a urgence, *au moins* pour les indigents, à transformer, améliorer nos dispensaires. Or, comment les remplacerez-vous sinon par la policlinique ? Vous objecterez peut-être que cette institution, si féconde en beaux résultats chez les Allemands, est inapplicable en France. Mais puisque vous avez des internes pour les malades de l'hôpital, pourquoi n'en auriez-vous pas pour les malades du dehors ? Vous savez bien que lorsque le corps est souffrant l'esprit est disposé à accueillir toutes les voix, à suivre les conseils du premier venu, compétent ou non, médecin ou laïque, citadin ou paysan, car ainsi que le prouve la plaisante histoire du bouffon du duc de Toscane (1), jointe à l'expérience de tous les jours, la profession

dirigés par un maître habile, comme les élèves de la policlinique allemande.

(1) Comme on devisait un jour, à la cour du Grand-Duc, de quelle profession il y avait le plus de gens ; le bouffon, homme d'esprit, comme il convenait à son rôle, paria que c'étaient les médecins qui formaient la corporation la plus nombreuse. Quelques semaines après

médicale l'emporte sur toutes les autres par le nombre de ses membres — *officiels* ou *officieux*. Et certes, il est bien préférable que les indigents, dans le traitement de leurs maladies, se laissent diriger par vos internes et même par vos externes intelligents, plutôt que par des gens du monde ignorants, ou de sottes et superstitieuses commères, lesquels, en fait de médecine, sont tous en arrière de plusieurs générations, sinon de plusieurs siècles, sur la science contemporaine. — Heureux encore quand n'interviennent pas, hélas! au chevet du pauvre ces charlatans avides à la curée, véritables sangsues de l'humanité abusée et détroussée.

Dans notre premier travail nous avons combattu et dans celui-ci nous combattrons encore l'institution française de l'internat; mais supposons de deux cas l'un :

Voulez-vous la conservation de l'internat ? Eh bien! nous vous offrons pour son extension un champ nouveau, en vous proposant l'adoption de la policlinique : augmentation du nombre de malades, partant augmentation du nombre d'internes. Voulez-vous parachever l'éducation de ces jeunes gens déjà si privilégiés? Eh bien! après les avoir formés à la pratique des hôpitaux, formez-les encore à la pratique civile par la policlinique qui, à leur *savoir*, ajoutera le *savoir-faire*. En quittant avant terme l'hôpital, ils laisseront plus tôt leurs places vacantes pour de nouveaux internes.

Acceptez-vous, au contraire, la transformation de l'internat comme nous l'avons préconisée, ou bien la rejetez-vous par ce seul motif que les internes n'auraient pas assez de malades? Eh bien! adoptez encore la policlinique qui augmentera le nombre de ceux-ci : — malades dans un hôpital, malades au dehors, qu'importe? — de

il arriva à la cour la figure enveloppée de façon à simuler une forte fluxion. Chacun de s'informer de sa santé et, sur sa demande expresse, de lui donner une recette pour le guérir. Bon nombre lui en donnaient deux et trois, et lui empressé de noter, non les recettes, mais tous ceux qui les lui fournissaient. On devine bien qu'il gagna son pari, n'ayant, tout le long du jour, rencontré que des *médecins* !

telle sorte que chaque interne en aura suffisamment pour son instruction.

Mais une considération d'un autre ordre nous fait encore insister pour hâter de nos efforts l'introduction de la policlinique en France. Cette institution, outre l'avantage de remplacer supérieurement les secours médicaux trop souvent illusoires de nos Dispensaires, nous fournirait, en outre, le moyen de prodiguer les soins soins convenables aux nombreux malades qui, chaque jour, se pressent, sans pouvoir y entrer, aux portes des hôpitaux, — à Paris même, où 16 hôpitaux ont 7,000 lits à donner (1) ; — car à l'hôpital comme à l'armée, on n'arrive qu'à tour de rôle, par droit d'ancienneté ou au choix, grâce au mérite, à la protection ; et à la porte d'un hôpital ce qui constitue le mérite, le droit à la protection, c'est, ce ne doit être que la gravité de la maladie, l'urgence du traitement.

Récapitulons brièvement les avantages, les conséquences utiles de la policlinique.

En remplaçant le traitement à l'hôpital — *dans la limite du possible*, — par le traitement à domicile, elle réaliserait :

Une diminution dans la mortalité ; nous l'avons démontré *au moins* pour les salles de chirurgie et d'accouchements ;

Une diminution dans les frais d'entretien des hôpitaux. — Cette économie sur le revenu du domaine particulier des pauvres permettrait :

Une augmentation très-forte du nombre des indigents soignés à domicile ou à l'hôpital (2).

(1) « Le nombre des malades qui passent dans les hôpitaux de Paris pendant une année, varie de 90,000 à 100,000 ; la moyenne de ceux admis dans 24 heures s'élève à 250, et par moment *ce chiffre est beaucoup dépassé sans qu'on puisse recevoir tous les malheureux qui se présentent.* »

(*L'assistance publique dans ses rapports avec l'hygiène*, par M. F. Blondel, inspecteur-général de l'assistance publique de Paris).

(2) Les documents *officiels* viennent, par avance, confirmer nos

La substitution de la policlinique à nos dispensaires, outre la supériorité du traitement, aurait encore le précieux avantage d'utiliser, pour l'enseignement, des matériaux d'instruction jusque-là stériles pour nous, et de former ainsi, d'initier les jeunes médecins à la pratique civile, sous la direction intelligente de maîtres expérimentés, ce qui serait bien préférable à notre antique usage, de les laisser débuter seuls, sans guides pour les maintenir dans les sentiers de la science et prévenir leurs faux-pas, — tristes faux-pas, *cùm agitur de pelle humanâ.*

Qu'on ne nous reproche pas de faire à plaisir une critique stérile, puisque après avoir signalé le mal, nous indiquons le bien, le mieux qui peut, qui doit le remplacer.

Si l'on réforme nos dispensaires suivant la double voie que nous traçons, pauvres et riches auront à bénir les administrations hospitalières :

Les pauvres plus promptement, plus sûrement soulagés ou guéris ;

Les riches heureux de confier leur santé à des médecins dignes de ce nom, car c'est au chevet des malheureux qu'ils se seront formés à la science et au dévoûment.

prévisions sur ce point : « Sur cette somme (3,700,000 fr.), plus de 500,000 francs ont été prélevés, en 1856, pour le traitement à domicile des malades qu'il est possible de soigner dans leurs familles. Ce mode de traitement, organisé depuis peu d'années, profite aux indigents inscrits et aux *nécessiteux qui ne sont pas habituellement assistés.* Ces derniers ont composé, en 1856, *un peu plus de la moitié* du nombre total des malades traités, 17,000 sur 32,000 et *viennent s'ajouter* au chiffre des 70,000 clients ordinaires des bureaux de bienfaisance. »

(M. F. Blondel, id.)

POST-SCRIPTUM

Les pages qui précèdent étaient déjà imprimées quand nous avons trouvé dans la *Gazette médicale de Paris* (1859, n° 16, p. 250-2) un document qui, par des statistiques officielles, prouve trop éloquemment, hélas ! combien l'assistance à domicile l'emporte sur le traitement à l'hôpital — au point de vue de la mortalité, des femmes en couches particulièrement.

Il nous suffira de citer textuellement, pour prouver que nous avions raison en engageant Messieurs les administrateurs à substituer, *dans la limite du possible*, les secours à domicile au traitement dans les hôpitaux. Ce qui suit confirme pleinement ce que nous avons dit des avantages de la policlinique, au point de vue des malades.

M. le docteur Marc d'Espine résume les nombreuses recherches consignées dans son *Essai analytique et critique de statistique mortuaire comparée* (1858), en concluant :

« 1° Que la richesse, si favorable à la probabilité de la vie et à la durée de la vie moyenne, ne donne presque aucun avantage, sous le point de vue morbide, aux femmes en couches ;

« 2° Que la mortalité, par grossesse ou accouchement, est, dans les villes, de *moitié plus forte que dans les campagnes* ;

« 3° Que la léthalité moyenne par ces causes est *triplée* dans les hôpitaux les mieux tenus, *qu'elle croît avec leur population,* et que dans les Maternités qui reçoivent le plus grand nombre de femmes, elle peut arriver, en certaines années, à être jusqu'à *seize* fois (Paris) et même *vingt-trois* fois (Vienne) plus forte que la moyenne générale.

« Les conséquences pratiques de nos trois ordres de fait coulent de sources ; nous n'insisterons que sur une seule : *En présence de derniers résultats signalés, quelle responsabilité n'incombe pas aux hommes qui, ayant le pouvoir de modifier un semblable état de choses, s'endorment dans une funeste inertie !*

« L'Assistance à domicile sur une large échelle, et la dispersion chez les sages-femmes (dans les communes suburbaines surtout), des malheureuses qui ne peuvent pas accoucher chez elles, ne coûteraient pas plus cher, probablement, et sauveraient chaque année, en Europe, *des milliers de vies précieuses.*

« L'enseignement privé a longtemps suffi pour former de bons accoucheurs ; il peut rendre encore le même service, qu'il s'agisse des médecins ou des sages-femmes. »

PROJET

DE

RÉFORME POUR L'ENSEIGNEMENT CLINIQUE

EN FRANCE

L'enseignement CLINIQUE doit se faire en France, comme en Allemagne, AU LIT DU MALADE, sous peine de mentir à son titre.

II.

Dans notre première publication, nous avons longuement développé ce projet (pages 11-37), et nous avons montré qu'il était *réalisable* : dans celle-ci nous le démontrerons encore mieux et nous prouverons, en outre, qu'il était *opportun*.

Que le mode d'enseignement allemand était, au point de vue scientifique, beaucoup plus avantageux et supérieur à la méthode française, il n'y avait aucun doute pour personne. — Mais pourrait-il être appliqué en France ? Oui, disait-on, hormis sur un seul point : c'est qu'on ne pourrait pas faire la leçon clinique *au pied du lit du malade*, comme en Allemagne.— Nous avons prévenu et renversé, par avance, cette objection en citant deux médecins français qui, sur ce point, imitaient complètement les Allemands :

M. le docteur Roy et M. le professeur Gromier faisant ainsi la clinique (à l'Hôtel-Dieu de Lyon) pendant plusieurs années et avec un succès tel que le professeur *officiel* de clinique médicale fit des démarches auprès de l'autorité dans le but de faire clore leurs leçons qui lui enlevaient tous ses élèves, à lui, — car il enseignait à la mode française.

Citons encore dans ce même but :

M. le docteur Teissier, actuellement professeur de clinique médicale à l'Ecole de Lyon, qui a débuté et acquis sa réputation de clinicien habile en faisant *officieusement* des leçons au lit du malade ;

Son collègue, M. le professeur Devay, qui abondait pleinement dans notre sens, alors qu'il disait dans son discours d'ouverture (novembre 1858) : « Je ferai autant que possible la clinique *au pied du lit du malade*, et je m'appliquerai surtout à faire interroger les patients par les élèves, en ma présence ; »

M. le professeur Michel Rambaud qui, à titre de *chef de clinique* médicale, remplaçait fréquemment son patron et alors faisait habituellement la leçon au chevet du malade : et là il nous montrait ce qu'on ne peut enseigner dans *aucune* chaire, apprendre dans *aucun* livre, — ce que c'est que le *tact médical.*

Certains lecteurs pourraient nous reprocher de ne citer que des Lyonnais en fait de médecins partageant notre manière de voir sur la méthode clinique. A ceux-là nous répondrons en leur rappelant l'exemple d'un chirurgien bien connu, le professeur Nélaton qui, à Paris (hôpital des cliniques), suit habituellement la méthode allemande. Il fait apporter le malade sur le lit d'opération, et là, en présence des élèves, pose le diagnostic, puis opère. — S'il lui faut dire des choses que l'opéré ne doive pas entendre, il les dit avant son entrée ou après sa sortie de l'amphithéâtre.

De la sorte, il concilie les égards dus aux malades avec les nécessités d'un enseignement tout à la fois très-élémentaire et fort savant. Aussi, est-ce peut-être à cette manière de faire, non moins qu'à son talent, que M. Nélaton doit de se voir le clinicien le plus suivi de Paris. Depuis bien des années l'administration des hôpitaux aurait dû agrandir son amphithéâtre qui ne peut contenir ses nombreux auditeurs, trop souvent debout, faute de places.

Dans ses réunions périodiques, la Société médicale allemande de Paris réclame de ses membres, entre autres choses, des comptes-rendus des cliniques parisiennes. Ce sont celles de M. Nélaton qui, le plus souvent, reviennent sur le tapis, nous dit un témoin oculaire. — Bel hommage rendu par la savante Allemagne au digne représentant de la chirurgie française !

Nous avons suffisamment démontré que notre projet de réforme est *réalisable*, maintenant deux chirurgiens lyonnais se chargeront de prouver qu'il était *opportun* :

Feu le professeur Bonnet, à la mémoire duquel un monument sera très-prochainement élevé par la ville de Lyon et par la médecine française, à l'aide d'une souscription presque *nationale* dont le chiffre va tous les jours croissant ;

M. le docteur Berne, chirurgien en chef de la Charité.

Au mois d'août 1858, M. Bonnet fit un dernier voyage à Paris, voyage de propagande (1) pour y répandre, vulgariser ses belles découvertes sur le traitement des affections articulaires, en les exposant devant l'Institut, l'Académie de médecine et autres sociétés savantes. Dans le même but, il fit trois leçons (19, 20 août, 7 septembre) dans la chaire du professeur Nélaton (hôpital des cliniques). Et là, pour rendre ses démonstrations plus évidentes, plus pratiques, il fit apporter, devant les élèves et sur le lit d'opération, les sujets de ses leçons et disserta sur leurs affections, eux présents.

Frappé, nous disait-il dans son dernier cours d'ouverture, frappé de l'excellence, de la supériorité de cette méthode d'enseignement clinique, il résolut de l'importer à Lyon dans sa chaire illustrée par vingt ans de leçons *de plus en plus* remarquables. En effet, aussitôt de retour, il fit construire un amphithéâtre (2) *ad hoc* pour mettre son projet en exécution.

(1) Dont il a fait lui-même le récit dans un volume in-8, de 175 pages, ayant pour titre : *Méthodes nouvelles de traitement des maladies articulaires. Exposition et démonstration faites à Paris en 1858.*

(2) Un médecin nous disait plaisamment que nous devions prendre à notre compte la moitié des frais de construction de cet amphithéâtre.

Dans son discours d'ouverture (novembre 1858) il traita des divers modes d'enseignement clinique et particulièrement de la méthode allemande. Ce n'est pas à nous de raconter en quels termes il parla de notre publication sur l'Allemagne. Du reste, ses actes en dirent encore plus que ses paroles, car dès lors il adopta et appliqua *complètement* la méthode allemande, telle que nous l'avions exposée (1). Ainsi qu'il eût à pratiquer une opération, à porter un diagnostic ou simplement à poser un appareil de fracture, il faisait apporter le malade sur le lit d'opération et l'y laissait durant toute la leçon, afin de rendre son enseignement plus pratique : manière de faire d'autant plus avantageuse que d'ordinaire les trois quarts des auditeurs de toutes les cliniques ne voient pas, par négligence, les malades, sujets des leçons.

La mort vint, hélas ! brusquement interrompre cet enseignement admirable où les docteurs venaient en foule se mêler aux élèves.

Si la ville et l'École de médecine de Lyon ont eu de justes motifs de regretter leur premier chirurgien, nous avons, nous, lieu de le regretter personnellement ; car il avait pour répandre ce mode d'enseignement que nous préconisons, il avait ce que nous n'avons pas,

(1) Mieux que tout autre, M. Bonnet devait comprendre, adopter cette méthode d'un *peuple enseignant*, avec lequel il avait d'autres traits de ressemblance, car, dit M. Claudius Hébrard, auteur d'une revue périodique lyonnaise, « l'enseignement était l'objet constant des préoccupations du docteur Bonnet. L'art d'enseigner ne consistait pas pour lui à paraître dans une chaire pour y disserter plus ou moins bien sur un sujet donné, à jour fixe, et pendant un laps de temps déterminé. Sa leçon finie, le maître subsistait toujours, et sa sollicitude entourait incessamment l'élève bien au-delà de sa vie scolaire. Il réalisait ainsi parmi nous ces habitudes patriarcales de la savante Allemagne, qui lient, par une étroite solidarité, le maître et le disciple. Ce patronage constant, dévoué et toujours désintéressé, explique l'influence exceptionnelle que le docteur Bonnet a exercé sur l'École où il professa avec tant de fruit ; il justifie aussi ces anciennes et fidèles amitiés qui ont charmé sa vie et adouci ses derniers moments. »

l'autorité de l'exemple. Or, l'autorité, n'est-ce pas tout, aussi bien dans le monde des intelligences que dans l'empire de la force ? « Ceux, disait Nicole, l'ami de Pascal, ceux qui n'ont comme moyen de persuasion que la raison à employer n'en peuvent espérer un grand succès, *la plupart des gens ne se conduisant que par autorité.* (1) »

M. le docteur Berne, chirurgien en chef de la Charité (Lyon) qui a récemment quitté son service de l'*Hôtel-Dieu* pour celui de la *Charité*, nous annonce qu'il fera prochainement dans ce dernier (salle des enfants de 3 à 12 ans), la clinique chirurgicale au pied du lit du malade. Et, dérogeant doublement à la coutume française, il fera se leçons dans l'après-midi (3-4 heures ou 4-5 heures) pour ne point priver les élèves des cliniques officielles qui ont lieu chaque jour le matin de 9-10 heures (2).

(1) Le spirituel Galiani, jouant sur les mots, faisait des professeurs deux catégories : suivant lui, les uns *raisonnent* et les autres *résonnent*.

Nous ne dirons pas dans quelle catégorie l'écrivain napolitain aurait placé le professeur illustre que tous regrettent, et que M. le docteur Diday a si nettement caractérisé dans les termes suivants : « Oublieux *sans dédain* des règles classiques, il *recommençait* en quelque sorte, pour son usage personnel, l'art tout entier. Aussi pourrait-on, avec vérité, soutenir qu'il ne pratiqua guère d'autre chirurgie que celle qu'il s'était faite....... Toujours la création de cet esprit d'élite portait un double cachet de *neuf* et de *démontré*... »

Ainsi faisant, il enseignait d'exemple que « ce qui constitue l'artiste, ce n'est pas l'exécution, quelque soignée qu'elle puisse être, *mais la pensée empreinte dans l'œuvre*. Pour qu'un traitement soit bon, il faut que le médecin l'ait, *non pas copié ou imité*, *mais inventé de nouveau* (Hufeland) » — Eloquent plaidoyer contre le *réalisme* introduit en médecine....

(2) Si tous nos cliniciens en agissaient ainsi, faisant, en outre, leurs leçons chaque jour (1) comme les Allemands), il y aurait :

(1) « Or, j'affirme que je serais réduit à plaindre un professeur de clinique interne qui, dans un service de cinquante malades, ne trouverait pas TOUS LES JOURS les ressources nécessaires pour faire une leçon substantielle et fructueuse. »

Le professeur ANDRIEU (d'Agen). Essai sur les Eaux-Bonnes, p. 9.

1° Avantage pour eux; leurs auditeurs étant nécessairement plus nombreux les encourageraient à mieux préparer, à rendre leur enseignement tout à la fois plus savant et plus pratique.

2° Avantage pour les élèves dans toutes les Ecoles, mais particulièrement à Paris où 8 à 10 cliniques quotidiennes attirent tant de jeunes gens désireux de compléter leur éducation avant ou après leur doctorat. Si ces 8 à 10 cliniques, au lieu de se faire chaque jour *toutes* à la même heures, étaient réparties successivement du matin au soir, les étudiants en suivraient quatre ou cinq au lieu d'une. Combien de médecins seraient plus instruits! combien de malades plus vite soulagés, ou plus sûrement guéris!

A coup sûr MM. les administrateurs ne s'opposeraient pas à laisser entrer dans les hôpitaux, quatre ou cinq fois par jour au lieu d'une, toute cette jeunesse studieuse, sous peine de faire trêve à ce zèle éclairé qu'ils ont jusqu'ici montré pour la science et la charité......

PROJET

DE

RÉFORME POUR L'INTERNAT

EN FRANCE.

III.

Dans un travail antérieur nous avons fait entrevoir incidemment les modifications que pourrait subir, dans l'intérêt des élèves et des malades, l'organisation actuelle de l'internat français.

Nous venons ici développer nos idées à ce sujet et les formuler plus complétement en montrant comment devrait s'opérer, suivant nous, la transformation de cet internat. Mais auparavant nous répondrons brièvement à quelques observations critiques adressées à notre précédente publication.

On nous a reproché d'avoir un peu embelli cette espèce d'internat auquel participent *tous* les étudiants allemands, sous le nom de *praktikants*. Nous avons voulu seulement faire ressortir la supériorité d'une pareille institution et, par là, amener nos lecteurs, ayant pour ce l'autorité requise, à transformer notre internat français, en faisant jouir de ses précieux avantages *toute* notre jeunesse médicale.

Un professeur illustre nous faisait l'honneur de nous écrire à ce sujet, il y a quelques mois; et il paraissait fort étonné de notre intention de « renverser, disait-il, l'internat tel qu'il existe à Paris, l'internat, cette merveilleuse organisation à laquelle la médecine française moderne doit les deux tiers, au moins, de ses progrès. Si ce sont les Allemands, ajoutait-il, qui cherchent à abaisser la qualification d'interne en la donnant à l'employé d'ordre secondaire dont vous parlez, je ne puis voir en cela qu'une des mille preuves de la jalousie si connue que les nations étrangères portent à notre belle patrie à cause de sa grande supériorité. »

A cela nous répondrons que l'interne français, tout aussi bien que l'interne allemand, est un *employé d'ordre secondaire*. A quoi bon constituer une espèce d'aristocratie parmi les étudiants? Entre eux ne doit-il pas exister la même égalité qu'entre les élèves d'un collége? Une fois l'*éducation achevée*, c'est tout différent : il est juste alors que les plus capables des uns et des autres occupent les premières places, ce qui constitue pour eux non plus un *privilége*, mais un *droit* — et, de la part de la société, un *devoir*.

Mais nous croyons que la supériorité de la médecine française, incontestable sur *certains points* seulement, doit être attribuée bien moins à l'internat qu'aux qualités distinctives de l'esprit français : *clarté de conception, clarté d'exposition*. Notre langage vient en aide à nos pensées pour les vulgariser et rendre évidentes des vérités mal présentées dans des langues qui sont rendues obscures par leur construction grammaticale ou même par leur richesse vocabulaire (1). C'est tout à fait ici le cas de la langue et de l'esprit allemands, vis-à-vis desquels notre supériorité est si manifeste.

(1) « Le français, dit Proudhon, est la forme la plus parfaite qu'ait revêtu le verbe humain.

« Une articulation nette, ferme, *posée*, débarrassée des aspirations, des sons gutturaux, des sifflements, de tous ces jeux de larynx dont se compose le chœur de l'animalité bêlante, mugissante, grognante, soufflante, hurlante, miaulante et croassante(1); une prononciation, enfin, comme les anciens la rêvaient pour les Dieux, qui parlaient sans grimace, *ore rotundo* : voilà ce qui distingue notre langue parlée.

« Quant à la grammaire, une correction sévère, la limpidité du diamant, une phrase qui, sans exclure l'*inversion*, va de préférence du sujet à l'objet, du moi au non-moi, image vivante de la souverai-

(1) M. Proudhon ignore peut-être que notre langue a des syllabes dont le son est parfaitement nasal, témoin les suivantes, UN, ON, IN, AN.

« Lorsqu'un Allemand fait un livre, dit M. Marc Monnier, il a toujours quelque chose à dire.... Mais ce quelque chose, il le dit si mal, avec une si grande négligence de composition, un mépris si soutenu pour le style, une indifférence si égoïste pour le public, que son œuvre en devient non pas ennuyeuse seulement, mais incompréhensible (1). »

« Les nuages, dit M. Baudry, les nuages qui obscurcissent souvent pour les Français la pensée allemande sont : langage technique, suppression fréquente des idées intermédiaires, et, en revanche, insertion d'incidences qui embarrassent la pensée principale (2). »

Le grand poète Schiller lui-même convenait du fait en question avec cette impartialité qui est le propre du génie : « Ce défaut, écrivait-il à Gœthe, ce défaut de ne pas savoir exposer ses idées est, à tout prendre, le défaut national en Allemagne, mais il est compensé, du moins pour un auditeur allemand (3), par les deux qualités nationales, la profondeur et la gravité la plus honorable. »

L'internat, ce véritable noviciat de la vie du praticien, l'internat a des avantages incontestables. Nous sommes si loin de les nier que tous nos efforts tendent à y faire participer non plus une minorité

neté de l'esprit sur la nature, par suite, de l'indépendance de l'homme vis-à-vis de l'homme. On nous a reproché comme une infirmité de langage, cette direction habituelle du discours, propre à notre nation ; il suffit d'en rappeler la raison métaphysique et la tendance révolutionnaire (!) pour mettre l'inculpation à néant. Toute la philosophie allemande, sur ce point, nous justifie. »

(1) *Revue germanique*, 1858, t. IV, p. 348.

(2) *Id.* t. II, p. 277.

(3) Non pas toujours. Citons à titre de preuve le fait suivants : M. le docteur Lacour, médecin de l'Antiquaille (Lyon), se trouvant à Heidelberg chez le fameux accoucheur Nœgele, remarqua dans sa bibliothèque plusieurs traductions françaises d'ouvrages allemands ; il lui en manifesta son étonnement. « Je préfère, lui répliqua Nœgele, je préfère lire en français les auteurs allemands, je les comprends mieux et plus vite. »

privilégiée,—ce qui a lieu présentement,—mais tous les élèves indistinctement.

Nous allons brièvement raconter l'origine de cette institution française, exposer les inconvénients de son organisation actuelle et indiquer les moyens de les faire disparaître tous.

Guidées par une charité intelligente, les administrations hospitalières ont placé à la tête des services d'hôpitaux les médecins et les chirurgiens les plus distingués,— jadis nommés au choix, maintenant élus au concours. — Et c'était justice, car l'intérêt des indigents, non moins que les progrès de la science, réclamait une telle mesure ; et cette mesure était même profitable à tous, car, ainsi que nous le disions plus haut, les malades de la clientèle civile, riches et pauvres, mettent aussi à contribution les talents des médecins formés dans ces asiles de la misère.

Dans le même but, sans doute, les administrations hospitalières ont voulu donner aux chefs de service des hôpitaux des lieutenants dignes de les remplacer, après les avoir secondés.

A ce dessein, elles ont chargé le concours de leur désigner sur 100 élèves, par exemple, les 20 plus capables, ce qui donne 400 internes environ choisis sur les 2,000 élèves de nos écoles de médecine.

Si nous avons hautement loué MM. les administrateurs de ne placer à la tête des services d'hôpitaux que les hommes les plus distingués, nous ne pouvons, en conscience, les féliciter d'avoir fait un choix analogue parmi les étudiants, pour constituer le corps de l'internat.

En effet, dans le premier cas, ils font acte de justice, acte de charité intelligente, en confiant les malades indigents aux médecins les plus capables. Ces médecins ont terminé leurs études : on sait ce qu'ils sont, et même ce qu'ils seront toute leur vie.

Mais ce n'est point là le même cas pour les internes que l'on choisit parmi les élèves dont l'éducation est *à peine ébauchée*. Ce sont les plus capables, dit-on, — les plus précoces, dirons-nous.

Nous vous accordons volontiers qu'ils sont actuellement et seront toujours les plus capables. Et que diriez-vous si, au collége, la règle était de trier sur une classe de 100 élèves, les 10 plus forts pour leur donner *exclusivement* tous les éléments d'instruction que l'on refuserait aux 90 autres, — à ceux-là même qui en auraient le plus besoin ? Ce serait constituer un *privilége* d'une souveraine injustice envers ces derniers.

Aux matériaux indispensables d'instruction doivent participer *tous* les élèves *indistinctement*. L'éducation achevée, c'est différent ; les plus capables auront *droit* aux premières places. Mais, de grâce, attendez pour cela que leur esprit soit parvenu à sa maturité !

Or, ce raisonnement, qui est péremptoire pour les élèves des colléges, l'est également pour les étudiants en médecine, dans la question de l'internat. Surérogatoirement, et à part ces notions d'équité vulgaire, nous allons démontrer à MM. les administrateurs qu'ils vont directement contre leur but en conservant l'organisation actuelle de l'internat.

En effet, cette institution, telle qu'elle est, nous paraît tourner au détriment de la science et de la majorité des élèves en médecine, au détriment des malades, tant ceux qui peuplent les hôpitaux que ceux de la clientèle civile, riches et pauvres.

Au détriment de la science et de la majorité des élèves :

Les hôpitaux offrent de nombreux matériaux d'instruction, qui, loin d'être judicieusement utilisés, nous paraissent gaspillés, en partie du moins.

En effet, les quatre cinquièmes des élèves en sont à peu près complètement privés, car le stage de deux semestres, exigé d'eux, est purement illusoire, chacun le sait.

Et les 400 internes, qui constituent le cinquième privilégié, mettent-ils à contribution tous les matériaux d'instruction que renferment les hôpitaux ? Loin de là, car bien peu d'entre eux, aucun, pourrions-nous dire, n'a passé un semestre successivement dans toutes les spécialités cliniques, services de médecine, de chirurgie, d'accouchement, de maladies des enfants, services des affections vénériennes, cutanées, mentales. Voilà donc un nombre donné d'éléments d'instruction perdus pour eux, aussi bien que pour leur camarades moins privilégiés.

Puis, dans les services qui leur sont dévolus, faut-il rechercher comment les internes passent leurs semestres? Certes, nous avons admiré bon nombre d'entre eux qui savaient l'utiliser fructueusement; mais ceux-là même n'auraient-ils pas pu faire mieux encore? Expliquons-nous.

Chaque interne a dans son service 40 à 120 lits, mettons en moyenne 60 à 80. Après avoir rapidement observé les maladies les plus communes, il s'en lasse bien vite, ne s'en occupe plus pour ainsi dire : comme tout jeune homme curieux de s'instruire, amoureux de la nouveauté, il court aux *cas rares*. Il en arrive bientôt, hélas! à faire de *l'art pour l'art* et non pour les malades. Fi donc des maladies les plus communes dans la pratique! Ce sont elles qu'on examine le moins sérieusement : on est toujours à temps de les étudier. C'est pourquoi on ne les étudie jamais... Aussi les médecins n'ont pas encore fait mentir ce proverbe insolent qui assigne la même durée au rhume bien soigné et au rhume non traité. Certes, ce n'est pas à tort qu'un célèbre réformateur reprochait plaisamment aux médecins de ne pas même savoir guérir un *rhume de cerveau* (1), quelquefois mortel chez les enfants à la mamelle! (Billard).

Et si les 60 à 80 lits dévolus à un interne étaient répartis entre cinq élèves, qu'arriverait-il? n'examinons ici que le côté scientifique, l'élément d'instruction. Chacun de ces jeunes gens, n'ayant à sa charge que 12 ou 16 lits, ne serait plus exclusivement absorbé par

(1) Quel est l'interne qui a jamais songé à étudier sérieusement le *rhume* et à distinguer les cinq *formes* de cette maladie : 1° rhume de cerveau; 2° rhume de l'arrière-gorge : 3° rhume du larynx; 4° rhume de poitrine; 5° rhume complet ou gros rhume (qui comprend les quatre formes précédentes se manifestant successivement ou simultanément)? Pourtant, il importe de connaître les indications et les moyens de les remplir, car le *gros rhume*, par exemple, peut avoir la même gravité chez les vieillards que le *rhume de cerveau* chez les nouveau-nés.

les *cas rares* ; il aurait tout le loisir d'étudier les maladies les plus communes, — partant les plus utiles à connaître — leur marche, leur évolution : il se fortifierait dans le pronostic, si important dans la clientèle civile ; il apprendrait plus méthodiquement l'art de poser les indications et celui de les remplir. Bref, il saurait la thérapeutique, dont on pourrait presque dire : *unum est necessarium.*

On nous objectera peut-être que 12 à 16 lits ne constituent pas un aliment suffisant pour l'activité scientifique d'un interne. Répondons par l'exemple du célèbre J.-P. Franck *qui n'avait que* 12 *malades à sa clinique !* Or, il nous semble qu'il n'en a pas trop mal tiré parti, à en juger par la gloire dont son nom rayonne encore ! C'est qu'il mettait en pratique l'*art d'observer*, et non le *métier de preneur d'observations.*

En faisant participer *tous* les élèves aux charges et au bénéfice de l'internat, on obtiendrait un double avantage :

Avantage de surveiller et d'obliger à des études sérieuses tous ces jeunes gens chez lesquels le loisir est si fatal à leur santé, à leur instruction professionnelle, par conséquent à leur avenir. Par là, on réaliserait en partie le projet, aujourd'hui oublié à ce qu'il paraît, d'*interner* les élèves en médecine, comme les élèves des écoles vétérinaires. Et cette demi-exécution serait fort opportune, à voir combien l'éducation spéciale des vétérinaires est plus méthodiquement achevée que celle des médecins — lesquels trop souvent la complètent aux dépens de leurs clients !

Avantage d'utiliser *tous* les matériaux d'instruction fournis par les hôpitaux pour l'éducation de *tous* les élèves indistinctement, également. En agir autrement — comme c'est le cas actuel — c'est vouloir, de parti pris, faire d'un cinquième d'élèves privilégiés des médecins très-instruits, et des quatre autres cinquièmes des médecins plus que médiocres, soit annuellement 400 médecins distingués et 1600 ignorants. Et comme la France compte 20,000 médecins, il y en a 4,000 auxquels MM. les administrateurs des hôpitaux recommandent, par le fait, *officiellement* à leurs concitoyens de confier leur santé, à l'exclusion des 16,000 *parias* qui n'ont pu aborder les services hospitaliers !

En recrutant par le concours les internes, on choisit, dit-on, les élèves les plus capables, on pourrait peut-être dire les plus *précoces*. Ce n'est pas à nous de rechercher combien, dans le nombre, ne tiennent pas les brillantes promesses de leurs débuts. Nous nous contenterons seulement de mettre en relief, sous un autre point de vue, le danger qu'il y a à éliminer forcément du corps de l'internat, les quatre cinquièmes des élèves — *forcément*, avons-nous dit, car si tous peuvent concourir, les quatre cinquièmes sont *nécessairement* refusés, vu le nombre restreint des places. Or, nous éclairerons peut-être l'opinion publique sur le danger, au point de vue scientifique, d'une pareille élimination, en rappelant la réflexion suivante que chacun a faite comme nous, sans doute.

Il est des hommes d'un mérite incontestable, d'un mérite hors ligne, qui ne se développent que lentement et fort tard, comme si leur talent ne devait éclore que dans sa pleine maturité. Tels ont été les auteurs suivants qui n'ont commencé à écrire que : Béranger et Montesquieu un peu avant 40 ans, Walter Scott et J.-J. Rousseau après 40 ans, Joseph de Maistre à 48 ans, J.-J. Ampère après 50 ans et Rollin à 65 ans.

Or, qui sait si l'institution de l'internat n'a pas privé la médecine française de ses hommes les plus remarquables en leur retirant les premiers éléments d'instruction, base de tout développement ultérieur? Si malheureusement cela était, que de regrets amers pour la science, pour l'humanité !

L'internat français tourne encore, avons-nous dit, au détriment des malades, tant ceux des hôpitaux que ceux de la clientèle civile ; c'est ce qu'il faut actuellement démontrer.

En conservant l'organisation actuelle de cette institution, MM. les administrateurs confient 60 à 80 lits à chaque interne. S'ils la modifient comme nous l'avons indiqué plus haut, *tous* les élèves devenus *internes* n'auront plus chacun que 12 ou 16 lits à leur charge. Que les malades soient dès lors cinq fois mieux soignés, cela va de soi, c'est une conclusion mathématique.

On nous objectera peut-être que les soins prodigués aux malades perdront en qualité ce qu'ils gagneront en quantité. — Pure subtilité ! Les chefs de service ne sont-ils pas là pour tout diriger, et veiller à ce que tout aille pour le mieux (1) ?

MM. les administrateurs seraient-ils, malgré tout, inquiets sur le sort de leurs malades? qu'ils fassent nommer, au concours, des chefs de clinique qui, suppléant chaque chef de service en son absence, exercent comme lui leur juridiction sur quatre ou cinq internes. *Ce sera une manière de concilier tout à la fois les soins dus aux malades avec la nécessité de fournir à tous les élèves indistinctement les mêmes éléments d'instruction.*

Ce règlement serait-il adopté? les chefs de clinique, élus au concours comme nos internes actuels, auront, comme eux, seuls droit aux émoluments qui, chaque année, sont accordés à ces derniers.

Voici pour les malades des hôpitaux ; restent ceux du dehors, ceux de la clientèle civile.

Nous disions plus haut que sur les 20,000 médecins français, il y en avait 16,000 à qui, on peut le dire, MM. les administrateurs des hôpitaux ont refusé *officiellement* les premiers éléments d'instruction. Conséquemment, ces derniers resteront plus ou moins incapables, ou du moins très-souvent médiocres : et pourtant c'est à eux que seront confiés, vu leur nombre, la majorité de nos concitoyens, soit 30 millions sur 36. On nous répondra que, dans les cas difficiles, malades et médecins auront recours aux anciens internes. Ce sera chose très-facile dans les grandes villes où ceux-ci se concentrent habituellement, mais la population des campagnes qui compte précisément de 26 à 30 millions d'habitants? La population

(1) Dans l'intérêt des malades, les administrations hospitalières, pourraient répartir les fonds, qui ont eu jusqu'ici cette destination, entre les internes les plus capables, internes que leur désigneraient des épreuves, des concours *annuels* roulant sur des questions *purement cliniques* : interrogation de cinq ou six malades, diagnostic et traitement de leurs maladies.

des campagnes, source vive de la nation, où se recrutent les habitants des grandes villes qui, on le sait, dépassent rarement la quatrième génération? Cette population rurale sera livrée entre les mains de ces médecins médiocres, — trop heureuse encore si elle n'a pas à pâtir de la loi du 19 ventôse, an XI, qui, suivant le mot du docteur Munaret, décréta les *demi-médecins* (les officiers de santé), sans désigner les *demi-malades* qui seraient à la merci de leurs *demi-savoirs*.

Grâce à cette loi du 19 ventôse, grâce à l'organisation actuelle de l'internat, combien de malades en France, parmi les pauvres surtout, qui souffrent de longues années sans être guéris ni même soulagés, et qui, trop souvent, meurent prématurément ! Combien de familles rendues indigentes, d'enfants devenus orphelins par la perte d'un père, d'une mère, qui ont péri misérablement faute des secours intelligents de la science !

Résumant la question par nous traitée, nous dirons à MM. les Administrateurs qui, seuls ont le droit, le pouvoir de fournir aux élèves en médecine les éléments d'instruction clinique, pratique :

Vous avez à former vingt mille médecins pour les besoins de la santé publique en France.

De propos délibéré, vous en lancez dans la pratique quatre mille fort capables et seize mille, non pas ignorants, mais complètement inexpérimentés.

Tel est le résultat, sinon le but, de l'internat français — AVEC SON ORGANISATION ACTUELLE

Et dire qu'avec les mêmes éléments d'instruction, fournis surabondamment par vos hôpitaux, vous pourriez fournir, non plus quatre mille, mais bien vingt mille médecins très-instruits et fort expérimentés !

La question, aussi nettement posée, ne doit-elle pas être résolue, comme nous l'avons fait, par la transformation de l'internat telle que nous la proposons?

Puissent MM. les Administrateurs des hôpitaux comprendre enfin que, en conservant l'internat tel qu'il est, ils vont directement contre le but qu'ils se proposent. Car nous ne pouvons, à ce sujet, mieux conclure qu'en leur répétant ce que nous nous sommes déjà plu à dire avec M. le professeur Bouchacourt : La bienfaisance ne s'exerce pas seulement en secourant celui qui souffre, mais encore, et bien mieux, en facilitant l'instruction de ceux qui seront un jour appelés à le soulager. En ouvrant des dispensaires, des hôpitaux, on n'a rempli qu'une mission incomplète, c'est une sorte de secours provisoire, tout aussi provisoire que le pain et les vêtements délivrés à la misère qu'on n'éclaire pas, qu'on ne moralise pas, et qu'on ne fait ainsi que pallier un moment.

En traçant ce triste tableau des résultats que peut produire l'organisation actuelle de l'internat, nous n'avons aucunement la pensée de dénigrer cette institution : loin de là, nous voulons l'améliorer en la transformant. Fort de nos louables intentions, nous soutiendrons, de notre mieux, ces idées de réforme. Deux considérations puissantes demeureront nos points d'appuis inébranlables dans la lutte qui pourrait surgir : l'importance du but à atteindre, et cette judicieuse pensée de Fontenelle « *Les vérités sont des coins qu'il faut enfoncer par le gros bout.* »

Nous espérons que ces idées de réforme, désormais jetées dans le domaine public, trouveront, pour les soutenir, pour les propager, des partisans plus éloquents et plus influents que nous. Comme toutes les idées utiles, elles conquerront l'opinon publique peu à peu, lentement et tôt ou tard elles seront appliquées. — Tôt ou tard, avons-nous dit, car nous ne comptons certes pas voir se réaliser du jour au lendemain cette transformation de l'internat dont nous avons cependantsi bien montré l'urgence et l'impérieuse nécessité au double point de vue du salut des malades et des progrés de la science.

Aussi bien, et peut-être mieux que tout autre, nous savons ce qu'il faut de temps et de ténacité aux propagateurs d'une idée nouvelle, découverte ou réforme, pour la faire accepter de tous. « S'il est en effet quelque chose de constant à toutes les époques, ce sont certes les tribulations proverbiales par lesquelles sont condamnés à passer les inventeurs. Qu'une idée quelconque finisse par conquérir victorieusement sa place dans le monde de l'intelligence et à doter l'humanité du bienfait de ses applications pratiques, chaque fois l'histoire de son laborieux enfantement nous présentera les mêmes phases presque invariablement identiques : *Indifférence de l'esprit public, négation des résultats, délais sans fin, importance contestée, expérience défigurée* ; il semble qu'on répète les phrases stéréotypées d'un formulaire : et toujours au premier rang de ces obstacles sans nombre, se retrouve cette tendance naturelle à l'homme de s'attacher à ce qui est, tendance qui constitue le pouvoir à la fois si vague et si tenace de la ROUTINE. » (1)

Si nous avons préconisé d'une façon un peu vive notre projet de réforme de l'internat, c'est que nous le considérons comme la meilleure réponse à cette question :

Etant donnés vingt mille médecins à former pour les besoins de la santé publique en France, quel est le meilleur moyen de procurer à tous une excellente éducation professionnelle, à TOUS *et non pas à la minorité, au quart à peine, comme le fait l'internat avec son organisation actuelle.*

Mais, de peur qu'on nous accuse d'attacher, par amour-propre d'auteur, plus d'importance au *moyen* qu'au *but*, nous déclarons ici hautement que nous serons tout le premier à soutenir de notre adhésion et de nos efforts tout projet de réforme qui nous paraîtra devoir atteindre le résultat désiré plus promptement et plus complètement que le nôtre.

Un professeur distingué de l'École de Lyon nous disait récemment que le meilleur et le seul moyen de faire de tous les élèves en médecine des médecins instruits et expérimentés, ce serait de les *interner*. Certainement, avons-nous répondu ; mais il nous paraît impossible d'interner ces jeunes gens qui ne se résigneraient guère à être ainsi

(1) Edouard du Hailly. — Entreprise maritime internationale du lieutenant Maury. *Revue des deux mondes*, 1er mars 1858, p. 56.

cloîtrés, comme ils l'ont été jadis pendant huit à dix ans, entre les quatre murs d'un collége.

— Impossible ! nous répliqua le professeur, impossible ! et l'on interne bien des jeunes gens tout aussi désireux, tout aussi friands de leur liberté que les élèves en médecine, témoins :

Les élèves de l'Ecole normale.

Les élèves des Écoles vétérinaires.

Les élèves de l'École de Saint-Cyr.

Les élèves de l'École polytechnique.

Pourquoi met-on plus de soins à former de bons médecins pour les animaux domestiques que pour l'espèce humaine ?

Pourquoi mieux instruire, mieux éduquer les élèves destinés à détruire la vie des hommes que les élèves destinés à la leur conserver ?

Nous partageons pleinement l'opinion de l'honorable professeur sur la supériorité, l'efficacité de son plan de réforme. Mais en attendant qu'on se décide à l'appliquer, et comme pour y préparer les esprits, nous persistons à préconiser le nôtre, qui est un terme moyen et pourra, par conséquent, servir de moyen de transition pour passer de l'ordre existant à l'état de choses que notre confrère appelle de tous ses vœux.

LES

DOCTRINES MÉDICALES DE L'ALLEMAGNE

REPRÉSENTÉES PAR

SKODA et ROKITANSKY, de Vienne, DIETL, de Cracovie

et VUNDERLICH, de Leipzig.

IV.

Nous avons tracé ailleurs une esquisse rapide des doctrines médicales qui règnent à l'École de Vienne, en parlant des professeurs de clinique qui les enseignent et les appliquent au lit du malade. Ce faisant, nous avons bien parfois soulevé quelques soupçons d'incrédulité. Mais heureusement pour notre véracité d'historien (ιςτωρ, témoin) divers témoignages officiels ou officieux, exposés plus loin avec détails, sont venus confirmer ce que nos récits avaient d'étrange pour des oreilles françaises (1).

Nos lecteurs ont paru lire surtout, avec un étonnement mêlé de doute, les pages qui ont trait au représentant le plus illustre des tendances doctrinales de la médecine allemande ; quelques-uns même ont eu l'air de nous reprocher d'avoir voulu faire une personnalité en traçant un portrait à plaisir, ou du moins, en peignant de couleurs ironiques, en entourant d'un cadre étrange un portrait

(1) Voir plus loin le discours de Rokitansky.

exact peut-être. On s'est complètement mépris sur notre intention en prenant pour une attaque contre l'homme ce que nous avons dit de sa *méthode* (1). Plus que personne nous reconnaissons l'originalité de Skoda et son esprit indépendant jusqu'à l'excès ; plus que personne nous savons avec quelle habileté il utilise les belles découvertes anatomo-pathologiques de l'Ecole de Vienne pour éclairer le diagnostic, et quelle précision presque mathématique cet esprit rigoureux a apporté dans ses études sur l'auscultation et la percussion (2). Nous connaissons aussi l'honorabilité de son caractère et sa parfaite bonne foi en fait de scepticisme, — scepticisme qu'il prêche avec la plus sincère conviction dans le monde comme à l'hôpital, dans les journaux politiques eux-mêmes (3) comme dans

(1) Toute méthode repose sur une doctrine avouée ou non, explicite ou implicite, d'où l'on peut conclure : mauvaise doctrine, mauvaise méthode et *vice versâ*.

(2) Avec le traité d'auscultation et de percussion de Skoda peut rivaliser celui de Zeitmayer. M. le docteur Imbert-Gourbeyre, qui, depuis plusieurs années, prépare un travail sur le même sujet, accorde la supériorité à ce dernier. Or, c'est une bonne recommandation, car sous ce rapport, comme sous bien d'autres, on peut s'en rapporter au savant professeur de Clermont, qui, à l'érudition allemande, unit la clarté de l'esprit français.

Zeitmayer mourut, laissant sa femme et ses enfants dans la misère, avec un ouvrage manuscrit sur l'auscultation, pour toute ressource. Oppolzer, ayant appris tout cela, revit le manuscrit, y fit quelques légères modifications et le publia sous le nom de Zeitmayer, au bénéfice de sa malheureuse famille. Cette conduite aussi loyale, aussi modeste que généreuse rappelle par son contraste celle de certain auteur d'une grammaire grecque qui publia, sous son propre nom, le manuscrit d'un moine décédé pendant notre tourmente révolutionnaire. C'est ce qui explique pourquoi les diverses éditions de ladite grammaire grecque ressemblent toutes à la première.

(3) On nous assurait à Vienne, — ce que nous avons peine à croire, — que, pendant une épidémie de choléra, Skoda avait écrit dans un journal politique que tout traitement était *inutile* : c'est bien là le *fatalisme* en thérapeutique.

Le professeur Hébra voulant convaincre une fois au moins ce

les ouvrages médicaux de ses élèves. Nous savons tout cela, mais nous savons aussi, — et c'est là son excuse, — qu'on ne peut pas séparer un homme de son temps, ni de son pays. Les défauts de Skoda sont, croyons-nous, ceux de son époque.

Ici nous n'avons pas à dire si l'Autriche est présentement au siècle de Bossuet et de Descartes, ou bien au siècle de Condillac et de Cabanis. Si nous avions à nous prononcer, nous pencherions pour cette dernière opinion (1). Ce pays, en effet, nous paraît être en plein Joséphisme, dans cette ère du *philosophisme*, dont M. Frédéric Dubois a si vivement tracé la désastreuse influence sur la médecine française à la fin du XVIIIe siècle (2). Le même esprit qui régnait

sceptique obstiné de l'efficacité d'une médication, lui montra, avant et après le traitement, un *lupus* siégeant à la face depuis de longues années. La guérison effectuée, il l'a fit constater par Skoda qui lui répliqua avec son sang-froid imperturbable : Si au lieu de votre onguent, vous aviez frictionné votre lupus avec de la graisse blanche, vous l'auriez guéri tout aussi bien !...

(1) Nous avons été admis, entre autres, dans une famille fort honorable où nous avons vu de jeunes demoiselles de 18 à 20 ans se dire non pas chrétiennes ni catholiques, mais..... *philosophes !*

Une plume un peu leste pourrait décrire *certain décolleté* fort piquant que nos femmes à la mode du XVIIIe siècle auraient, à coup sûr, envié aux élégantes Viennoises.

Nous ne rappellerons pas à leur sujet une malicieuse réplique de l'empereur Joseph II, réplique qui aurait beaucoup plus d'à-propos aujourd'hui que de son temps.

(2) « On sait que presque tous les professeurs de l'*École de santé* avaient été choisis et institués par Fourcroy ; c'était la grande époque des sciences physiques et naturelles : les savants régnaient dans les assemblées politiques et dans les écoles ; les philosophes s'étaient rangé sous leur bannière, comme eux ils ne voulurent plus reconnaître qu'une seule méthode, l'analyse, et comme eux ils proscrivaient la synthèse ; les médecins, de leur côté, n'avaient d'autres prétentions que celles de faire rentrer les sciences médicales dans l'ordre des sciences naturelles.

« Le programme imposé officiellement à l'École de santé est un

alors chez nous dans la philosophie et dans les sciences , aujourd'hui règne souverainement à Vienne. Les médecins ne sont plus des

document à citer : ce programme embrassait toutes les parties de l'enseignement ; il en déterminait les limites et en indiquait l'esprit. Ainsi, pour le cours de clinique médicale ou de médecine proprement dite, il rappelait au professeur que, dans ses leçons, « il devait d'abord *diviser* les maladies en un certain nombre de *classes* , puis qu'après avoir établi les caractères de chaque *classe* de maladies et de ses principales divisions, il devait répéter le même examen sur les *genres* et sur les *espèces* ; et ce n'est qu'après avoir ainsi présenté l'*Histoire naturelle* de chaque maladie , ajoutait le programme , que le professeur pourrait se mettre à considérer les *changements* que les remèdes peuvent apporter dans la marche des maladies. »

On voit qu'il était impossible de se placer dans des conditions de plus parfait désintéressement ; seulement le professeur n'était plus un médecin, c'était un curieux, un naturaliste dont la première et la plus importante affaire était de *définir* et de *diviser* les maladies en classes, en genres et en espèces, sauf à établir des *variétés* si cela était nécessaire, puis subsidiairement, et, pour agrandir le champ de ses observations , il pouvait se mettre à administrer ce qu'on est convenu d'appeler des remèdes , non pas précisément pour obtenir la guérison des malades; mais, suivant les expressions du programme, pour voir quels *changements* pourraient survenir dans la marche des maladies !

« Voilà quel esprit présidait à l'enseignement de la médecine dans l'École de Paris, à la fin du dernier siècle et au commencement de celui-ci ; aussi avait-on trouvé toute naturelle et fort simple la réponse faite par le célèbre auteur de la *Nosographie philosophique* à l'étrange prétention de Pitrairn, qui, un peu plus soucieux de la santé des hommes, s'était avisé de poser à la médecine contemporaine le problème suivant : *une maladie étant donnée, trouver le remède ;* Pinel, on le sait , s'étonnait qu'un problème aussi secondaire, aussi peu important, eût pu séduire jusqu'à Fontenelle ; pour lui il trouvait la question, sinon tout-à-fait déraisonnable, du moins prématurée, et il ajoutait qu'il lui fallait substituer le problème suivant : *une maladie étant donnée , trouver sa place dans un cadre nosologique.*

« Heureusement, Messieurs, tout cela se passait entre nous et n'est point sorti de nos écoles ! Le monde railleur n'en a rien su; heu-

hommes pratiquant l'art de soulager ou de guérir leurs semblables : ce sont bien plutôt des membres de l'*Académie des curieux de la nature*. Ils étudient les phénomènes du corps humain comme ils étudieraient les phénomènes météorologiques ou géologiques. Mais de guérir ? nul souci, pas même la pensée ; ce ne sont plus des *médecins*, mais des *naturalistes*. Chez eux le sens moral paraît altéré, sinon éteint : fait particulier aux époques de scepticisme, car le scepticisme reflue inévitablement du monde des vérités intellectuelles dans le monde des vérités morales. Ceci explique pourquoi ils commettent le sophisme de prendre l'*objet* de la médecine pour le *but* même de cette science. Du reste nous ne saurions mieux les peindre qu'en leur appliquant textuellement les termes par lesquels M. Fr. Dubois caractérise leurs devanciers, les *anatomistes* de l'École de Paris : « Trouvant *secondaire* et *prématuré* le fameux problème de Pétrairn : *Une maladie étant donnée, trouver le remède*, ils lui substituent cet autre : *Une maladie étant donnée, déterminer pendant la vie ses vrais caractères anatomiques et vérifier à l'ouverture du cadavre, si on n'a pas commis d'erreurs !* . . . . De sorte que ces délibéretions *posthumes*, ces consultations pour un malade qui mourut hier n'ont plus même pour objet de savoir ce qu'on aurait dû faire pour le guérir. (1) »

Une telle médecine pourrait, sans exagération, se définir : *l'art de faire les autopsies*.

reusement, que dis-je ; qui sait ? Quelque Aristophane de l'époque se serait peut-être cru en droit de reprendre l'insidieuse question de Molière ! «Mais les médecins ne savent donc rien, à votre compte ? » Et cela pour répondre avec une légère variante : « Si fait, mon frère, ils savent pour la plupart de belles humanités, ils savent parler en grec et en latin, définir et *diviser* les maladies, mais, pour ce qui est de les guérir, c'est..... chose pour eux prématurée ! »

Eloge de Récamier prononcé, dans la séance annuelle de l'Académie de médecine, le 11 décembre 1855, par le Dr Fr. Dubois, d'Amiens, secrétaire général.

(1) Dr Fr. Dubois, d'Amiens, *loco citato*.

Élevé, allaité pour ainsi dire, et vivant incessamment dans un pareil monde médical, que pouvait faire Skoda, sinon en subir les défauts, y participer même involontairement ? et voir ses belles facultés grandir, se développer dans une funeste direction ! Telles, les plus fortes organisations portent tristement sur elles la fâcheuse empreinte d'une atmosphère viciée, qu'elles ont respirées, dont elles sont imprégnées !

On comprend donc combien nous avions raison de dire, au sujet de ce clinicien fameux, qu'on ne peut pas séparer un homme de son temps, ni de son pays ; et c'est là son excuse, avons-nous ajouté.

D'autre part, sachant que Skoda est la personnification la plus éclatante des doctrines médicales de ce temps et de ce pays, — comme Voltaire l'était du XVIIIe siècle, — on comprend aussi que nous ayons voulu, que nous ayons dû le mettre un peu hors rang, comme un exemple servant à démontrer — ce qui, chez lui, est en relief plus que chez nul autre, l'influence pernicieuse de la *méthode des physiciens* transportée en médecine. Si nous y avons réussi, nous ne regrettons ni notre temps ni notre peine, non plus que notre séjour sur les bords du Danube.

M. le Dr Dor, qui a passé récemment (1857) un semestre à Vienne, nous apprend que les deux tiers au moins des auditeurs habituels de Skoda ont abandonné sa clinique pour suivre celle d'Oppolzer, le représentant de la médecine traditionnelle, — autant que médecine traditionnelle il peut y avoir à Vienne !

On devinera aisément quels sentiments nous devons éprouver en voyant le discrédit atteindre le propagateur de ces funestes doctrines que nous avons essayé d'esquisser, propagateur d'autant plus dangereux qu'il est honnête, sincère et intelligent.

C'est avec une bien vive satisfaction que nous voyons se dessiller les yeux de la *jeune Allemagne* abusée pendant vingt ans par cette *ombre* de Thérapeute. Mais malheureusement la propagande de ce grand maître du scepticisme a fait peser, tout ce temps là, son monopole officieux sur plusieurs générations de médecins déjà, grâce aux idées régnantes, trop bien préparées à l'accepter. Aussi toute l'École de Vienne, les professeurs comme les élèves ont été influencés par cette atmosphère délétère du *Skodisme*. Et comme preuve de ce que nous avançons présentement et de ce que nous avons dit tout-à-l'heure sur l'esprit philosophique de la médecine viennoise, nous citerons en son entier le passage suivant des *Archives générales de médecine* (septembre, 1858, p. 376-7) :

« On sait assez à quel degré de scepticisme a abouti, au sein de l'École de Vienne, l'étude exclusive de l'anatomie pathologique. De fait, l'inaction y est érigée en principe depuis une vingtaine d'années, et les concessions assez maigres, faites par quelques maîtres aux habitudes traditionnelles, étaient assez peu compromettantes pour ne pas porter atteinte à cette règle presque souveraine. Personne, à coup sûr, ne s'est jamais mépris sur les convictions de Skoda à l'occasion de sa prescription à peu stéréotypée, l'eau de laurier-cerise.

« Mais, après tout, ces dérogations au code de l'École étaient des inconséquences, des faiblesses, un hommage apparent à des sentiments mal compris. Il faut, une fois pour toutes, faire table rase de ces chétifs reliquats du passé, et montrer au monde entier la vérité toute nue. Tel est le sentiment qui inspirait le professeur Rokitansky, le grand-maître de l'Amphithéâtre, lorsqu'il prononça, à l'occasion d'une séance publique de l'Académie des sciences, un discours destiné à *orienter* le public à l'égard de la science et de la pratique médicales (*Zur Orientirung über medicin und deren Praxis*; *œster. Zeitsch. f. prakt, Heilk.*, 1858, nº 25). Il est curieux, autant que pénible, de voir, dans cette longue dissertation, l'homme de cœur, aux prises avec l'implacable logique, essayer de se consoler d'une impuissance trop bien sentie, en se pénétrant de la nécessité du mal, et s'évertuer à en démontrer la nécessité à ses auditeurs.

« Voici en peu de mots la substance de ce discours remarquable :

« L'étude de l'homme sain ou malade n'est qu'une branche de l'histoire naturelle, c'est-à-dire de la physique et de la chimie, car « ces deux sciences embrassent tout ce que nous savons *du ciel et de la terre*. »

« Il n'existe pas de force vitale, et de même que la physiologie a pu congédier cette antique superstition (!), de même la *pathologie tout entière*, le *diagnostic* repose uniquement sur *l'étude des modifications physico-chimiques de l'organisme*. Nous ignorerons sans doute toujours les conditions dans lesquelles s'est opéré le groupement si particulier des molécules propres aux êtres animés, ainsi que les liens qui unissent un principe immatériel à nos organes ; mais notre impuissance à résoudre ces questions n'est point un argument contre la doctrine antivitaliste qui a fait ses preuves, et à laquelle la médecine contemporaine doit ses plus belles découvertes.

« Les progrès de la thérapeutique marchent de pair avec ceux du diagnostic et de la pathologie. Le médecin « éloigne les causes morbifiques ou diminue leur action ; il dirige la marche des maladies et en obtient la guérison, en y faisant concourir, dans des proportions convenables et calculées d'avance, *la pression atmosphérique*, *l'eau*, *la température*, *l'électricité*, *le repos et les mouvements*, le régime, en administrant enfin des médicaments proprement dits. »

« Sans doute, les difficultés de la pratique sont innombrables, et celui-là seul pourra les surmonter, qui aura creusé toutes les profondeurs de la science, et « pour lequel les données de l'observation resteront toujours essentiellement objectives. » L'ignorance ou la mauvaise foi des malades, le charlatanisme et le mauvais vouloir des confrères lui créeront d'ailleurs une foule d'obstacles.

« Si enfin la médecine ne peut satisfaire à toutes les exigences de ses clients, c'est que ces prétentions sont exagérées, c'est qu'on lui demande ce qui ne sera jamais possible ; « Chacun voudrait être soustrait à l'action des lois éternelles de la nature ! » Sachez que la *maladie* est, de fait, une manière d'être tout aussi *normale* (!) que la *santé*, et que toutes deux sont soumises à des lois communes. *D'ailleurs la souffrance, élément nécessaire de toute existence, unit l'homme à l'homme ; sans elle la société n'existerait pas, c'est elle qui enfante toutes les œuvres de Charité. Ne vous plaignez donc pas.* . . . .

« M. Rokitansky s'adressait à un public éclairé : mais nous craignons bien que le plus philosophe de ses auditeurs, s'il était malade, ne lui eût répondu :

> Hé ! mon ami, tire-moi du danger;
> Tu feras après ta harangue.

Plus haut, nous avons essayé d'excuser, ou tout au moins d'expliquer les errements de Skoda, par l'influence du milieu intellectuel dans lequel il avait été élevé, dans lequel il vivait. Ce milieu, hélas! n'est pas confiné aux limites de l'Autriche; de proche en proche il s'est étendu à peu près à toute l'Allemagne. Ailleurs nous citions, à Cracovie, Dietl qui passe pour le chef de l'*École physique* en médecine. Voici que nous pouvons signaler, à Leipzig, un troisième professeur de clinique médicale, Wunderlich, qui paraît, comme ses collègues de Vienne et de Cracovie, vouloir transporter en médecine la méthode des physiciens. Cet homme, si remarquable à d'autres titres, ne semble nullement découragé par les tentatives analogues qui ont échoué au XVIIe et au XVIIIe siècle, et il poursuit ses recherches avec une persévérance digne de plus beaux résultats. Pour donner une idée des travaux entrepris dans cette voie et insérés dans la presse médicale, nous emprunterons à la *Gazette médicale de Paris* (15 janvier 1859, p. 46), l'analyse d'un article de C.-A. Wunderlich, sur la *marche normale de quelques types morbides*. (Archiv. für physiologische Heilkunde, par C.-A. Wunderlich.)

« Les différences individuelles que présentent les maladies dans leur marche sembleraient faire croire qu'elles ne sont soumises à aucune règle, et qu'il n'est pas possible de les soumettre à l'analyse. Cependant, si l'on veut étudier avec attention certaines particularités dans les affections aiguës, et les noter graphiquement, on peut reconnaître une certaine uniformité dans des cas qui semblaient différents, et établir des règles fixes.

« La fréquence du pouls est un de ces signes qui peut offrir une uniformité relative; mais cette fréquence des pulsations est sujette à trop de causes de variabilité pour qu'on puisse la prendre en considération (1).

« Voilà pourquoi l'auteur a choisi la température comme point de comparaison, afin de rechercher ce qu'il y a de régulier dans la marche d'une maladie.

« Si l'on rapproche les observations thermométriques des autres données que fournit l'étude des symptômes, on trouve dans beaucoup

(1) On voit ici un homme qui ne paraît pas avoir fait une étude très-approfondie du pouls, ce *balancier de la vie*, suivant l'expression pittoresque d'un médecin. Il n'y a pas en effet à considérer que la fréquence des pulsations, mais encore, et bien plus, à rechercher si le pouls est dur ou souple, grand ou petit, inégal, intermittent, irrégulier, tremblant, etc. Il serait bon de signaler toute l'importance d'une pareille étude en séméiotique, à notre époque surtout, où l'on affiche hautement l'ignorance et le mépris de la tradition, — et cela à un tel point que, par exemple, tâter le pouls paraît un passe-temps, une mauvaise plaisanterie à bien des gens, à des professeurs même. A titre de preuve, nous pourrions citer un chirurgien des hôpitaux, un professeur que nous avons entendu s'exprimer ainsi en pleine chaire : « Messieurs, savez-vous à quoi sert le pouls ? Quand on est auprès d'un malade et que l'on ne sait trop quoi dire, on lui prend le bras, on lui tâte le pouls pour avoir le temps de réfléchir à ce que l'on va dire, et aussi pour se donner une contenance. Voilà le plus grand et le seul profit que l'on puisse retirer du pouls. »

Quel ne sera pas l'étonnement du lecteur si nous ajoutons que cet homme, qui enseigne une science dont il ne sait pas l'A B C, est actuellement, si nous sommes bien informé, *directeur d'une école de médecine !*

Cet exemple montre bien que dans le médecin il doit y avoir la science et l'art, le savant et l'artiste, sinon gare au malade....... En effet, comme le disait un éminent nosologiste, le savant le plus complet, s'il n'est artiste, s'il n'a le tact médical, est impuissant, dangereux même ; l'artiste le mieux doué, sans la science, est un homme téméraire et tout aussi dangereux. Tous deux sont condamnés à une même fin : ils commencent leur carrière par la présomption et la finissent dans le scepticisme : « *Natura repugnante*, dit Hippocrate, *omnia vana.* »

de formes morbides un rapport tellement exact entre l'accroissement et le décroissement de la maladie et les degrés correspondants de la température, qu'on peut, dit l'auteur, remonter de ceux-ci aux premiers sans trop se tromper. Ainsi, par exemple, la plupart des affections qui s'accompagnent de fièvre ont un type réglé, quoique ce type puisse varier suivant certaines circonstances individuelles qu'il est possible d'apprécier.

« On comprend l'importance de ces études, car dès qu'on a reconnu un type normal à une maladie, on peut, en examinant la courbe fournie par la température, tirer des conséquences sur la marche de l'affection qu'on observe.

Dans ces recherches, l'auteur appelle l'attention sur le point culminant de la température, qui dépend de la forme et de l'intensité de la maladie; sur la durée de la plus haute température, sur les différences entre le matin et le soir.

« Le décroissement de la température, c'est à dire sa tendance à revenir au type normal, montre, dans les différentes formes morbides un type caractéristique pour chaque forme, ce qui peut être d'un grand secours pour le pronostic.

« Ce que nous venons de dire suffira pour faire comprendre la portée des recherches de l'auteur. Il donne, dans son mémoire, les courbes fournies par la température dans les fièvres éphémère, tierce régulière, intermittente, quotidienne, intermittente quarte; deux courbes montrent l'accroissement et le décroissement de la température dans un accès de fièvre intermittente, d'après les observations faites de cinq en cinq minutes. Il montre ensuite les courbes dans la rougeole, l'érysipèle de la face, la scarlatine, la varioloïde, la variole et dans plusieurs cas de typhus et de pneumonie. »

Nous admirons fort la patience germanique que réclament de pareilles recherches, mais nous croyons qu'elles n'auront pas plus de résultats pratiques que la mécanique appliquée à la médecine, il y a un ou deux siècles. *Physica physicè demonstranda*, *medica medicè*.

Les autres sciences, comme on l'a fort bien dit, trouvent en elles-mêmes leur méthode et leur constitution; la médecine, par un aveuglement obstiné, va demander — non pas des lumières, mais ses principes mêmes aux sciences étrangères !

Au lieu d'observer un seul phénomène *physique*, la caloricité, ne vaudrait-il pas mieux envisager tous les phénomènes *vitaux* dans leur ensemble et dans leurs rapports entre eux ? Et d'ailleurs si on veut étudier isolément ce phénomène de la caloricité dans les maladies, on ferait mieux de suivre la voie tracée par les anciens, si habiles en séméiotique, et à titre d'exemples nous rappellerons ces deux signes pronostics de *malignité* dans les maladies aiguës, que nous a légués la tradition dans sa langue nette et concise :

Pieds chauds, mains froides, — mauvais,
Une main chaude, l'autre froide, — mauvais.

Que ceux qui ont lu le magnifique tableau de la Prognose antique, tracé par M. Littré dans sa traduction d'Hippocrate, comparent à celle-ci la Prognose *thermostatique* de Wunderlich, et il nous diront bien vite de quel côté est la supériorité.

Si le professeur allemand, imitant Hippocrate, veut chercher ce qu'il y a de *commun* dans l'évolution de *toutes* les maladies, qu'il éclaire, qu'il explique cette belle conception, la Prognose antique par les découvertes modernes.

A chacune des trois périodes des maladies (*crudité*, *coction*, *crise*) du médecin grec, il donnera pour support, pour base anatomique l'un des trois éléments de Bichat (*nerf*, *vaisseau*, *organe* ou parenchyme) (1) ; pour base physiologique, l'une des trois fonctions admises dans la classification *traditionnelle* (fonctions *animales*, *vitales* et *naturelles*).

(1) Il est au moins curieux de voir chacun des trois appareils anatomico-physiologiques se subdiviser suivant la période ternaire, ainsi : *nerveux* en systèmes *céphalique*, *rachidien* et *grand-sympathique* ; le système *vasculaire* en systèmes *artériel*, *veineux* et *lymphatique*. Des découvertes ultérieures aboutiront-elles à un résultat analogue pour le système *organique* ou parenchymateux ?

M. le professeur agrégé Quissac qui, en deux volumes (1850), a exposé la *Doctrine des éléments morbides* de l'École de Montpellier, ramène tous les types morbides à onze *éléments primitifs* (*nerveux*, *fièvre*, *fluxionnaire*, *inflammatoire*, *catharral*, *bilieux*, *muqueux*, *adynamique*, *ataxique*, *malin*, *périodique*). Plus loin, dans sa *Conclusion* (t. II, p. 352) sans avoir l'air de s'en douter aucunement. il réduit implicitement ces onze éléments (1) à trois éléments principaux, quand il divise les maladies en trois grandes classes : les maladies *nerveuses*, les *fièvres* et les *fluxions* (synonyme pour lui de sécrétions anormales, lésions anatomiques).

Ces trois éléments sont autrement irréductibles que les onze, car ils ont pour supports en anatomie les trois éléments anatomiques de Bichat qui ont leur centre d'émergence dans les trois grandes cavités splanchniques, cavités *céphalique*, *thoracique* et *abdominale* ; en

(1) Cliniquement parlant, nous n'admettons pas la *doctrine des éléments morbides* (pur artifice d'enseignement d'après Bérard), car, suivant la remarque d'un médecin distingué, elle suppose une décomposition impossible, attendu qu'une maladie ne se compose pas de plusieurs maladies plus simples qui s'y compliquent. C'est là une utopie pathologique qui conclut à la *médecine des symptômes*, la plus mauvaise de toutes les médecines.

Cette médecine des éléments n'est pas pratiquée seulement à Montpellier, elle est aussi enseignée plus ou moins explicitement à Paris (*Traité de thérapeutique de MM. Trousseau et Pidoux*), à Strasbourg, bref dans toutes nos écoles de médecine. Partout en effet on voit préconiser l'*opium*, par exemple, contre l'*élément nerveux*. Les nombreux insuccès cliniques de ce médicament en pareil cas prouvent assez l'erreur doctrinale que nous combattons. L'opium guérit la douleur quand il est indiqué, *approprié à la maladie et au malade*, sinon il échoue, témoin quand il est administré contre les douleurs syphilitiques, — douleurs qui, habituellement, ne cèdent qu'aux mercuriaux, à l'iodure de potassium.

Cet exemple démontre, par analogie, que l'on doit traiter l'élément *fluxionnaire*, l'élément *inflammatoire*, l'élément *catharral*, l'élément *fièvre*, etc., fort différemment, — suivant l'idiosyncrasie du malade, suivant qu'il est goutteux, syphilitique, scrofuleux, etc.

physiologie ces trois éléments ont pour support les fonctions *animales*, *vitales* et *naturelles*.

Cette classification ternaire des fonctions paraît être la plus logique et la seule vraie, car elle a pour elle l'appui de la tradition vingt fois séculaire et l'appui des découvertes modernes en anatomie et en physiologie (1).

En lisant attentivement l'htstoire de la médecine on est frappé de voir l'un ou l'autre de ces trois éléments attirer tour à tour exclusivement l'attention des médecins. De la sorte on peut s'expliquer le règne alternatif des trois grands systèmes qui y correspondent : le *vitalisme*, l'*humorisme* et le *solidisme* ou organicisme. Envisagés isolément, ces trois systèmes ne présentant qu'un côté, qu'une portion de la vérité, sont des erreurs ; rénnis ils constituent, en se complétant, toute la vérité en médecine.

Hufeland (2), nous disait récemment M. le docteur Berne,

(1) Il serait bien temps de ne reconnaître que trois tempéraments au lieu de quatre. Les premiers (nerveux, sanguin, organique), en effet, ne sont pas édifiés sur le sable mouvant des hypothèses, car ils ont une base anatomique les trois éléments de Bichat, une base physiologique, la classification traditionnelle des fonctions.

Les *quatre tempéraments* des Anciens (nerveux, sanguin, bilieux, lymphatique) reposent sur les *quatre humeurs* d'Hippocrate (sang, pituite ou phlegme, bile jaune et bile noire ou atrabile) lesquelles reposent sur les *quatre qualités élémentaires* (chaud, froid, sec, humide) caractérisant les *quatre éléments* d'Empédocle (feu, air, terre, eau). — Bref, des erreurs alignées par quatre !

(2) Nous avons appris, non sans étonnement, que Hufeland n'avait pas conservé en Allemagne, comme en France, cette belle réputation que méritait si bien ce grand esprit médical. C'est qu'apparemment, aux yeux de la *jeune école* allemande, elle paraît usurpée, parce qu'il ne faisait pas consister *toute* la médecine dans l'anatomie pathologique, autrement dit, dans l'*Art de faire des autopsies*. Il pensait, et avec raison, que la pathologie repose également sur deux sciences :

1° Sur l'*anatomie pathologique*, c. a. d., l'étude des lésions ou affections (lieux affectés) ;

Hufeland fait remarquer qu'à ces trois systèmes qui se sont succédé tour à tour dans l'histoire de la médecine, correspondaient, terme pour terme, « *les trois méthodes fondamentales de la thérapeutique*, » — méthode qui, suivant son expression, s'adressent aux « *trois systèmes fondamentaux de l'organisme.* »

Ces « *trois moyens cardinaux de la médecine* » sont l'opium, la saignée et les vomitifs.

Hufeland leur reconnait une telle importance qu'il leur consacre un chapitre particulier à titre d'*Appendice* à sa médecine pratique ouvrage remarquable où il expose d'une façon très-concise (un volume) tout ce qu'il a appris pendant cinquante ans consacrés à la pratique et à l'enseignement de la médecine.

Nous pourrions résumer ce que dit l'illustre médecin prussien sur les *trois moyens cardinaux de la médecine*; mais nous préférons le laisser se résumer lui-même; le lecteur n'y perdra pas.

« Celui qui sait employer à propos ces trois grands moyens est passé maître dans l'art de guérir, et c'est à l'habileté avec laquelle il les manie qu'on reconnaît sa capacité pratique. Mais fort souvent on ne s'attache qu'à un seul d'entre eux. Tel médecin a fait une étude approfondie des vomitifs, et juge parfaitement les cas dans lesquels ils conviennent, mais ne sait tirer aucun parti de la saignée. Tel autre connaît à fond les avantages de la saignée, mais ignore l'art de placer à propos les vomitifs et l'opium.

« Nous avons vu s'écouler sous nos yeux des périodes entières pendant tout le cours desquels ce phénomène avait pris une extension générale, à tel point que *l'un ou l'autre des trois moyens régnait d'une manière exclusive*. Rigoureusement parlant même, il y

2° Sur la *physiologie pathologique*, c. à. d. sur l'étude des symptômes, symptomatologie, séméïotique.

En effet la *nature* d'une maladie ne réside pas dans les lésions seulement, non plus que dans les symptômes, mais bien plutôt dans l'*ensemble* des symptômes et des lésions et dans les caractères *propres* de ces symptômes et de ces lésions.

a toujours eu domination de l'un d'entre eux, et l'on pourrait admettre en médecine comme en politique, une succession de monarchies caractérisées par celui qui était en possession de régenter la généralité des esprits.

« Il y a cinquante ans, la saignée régnait d'une manière à peu près absolue ; puis vint l'empire des vomitifs qui dura longtemps et fit place à celui de l'opium ; aujourd'hui (époque de Broussais) la saignée commence à remonter sur le trône. »

Hufeland constate ainsi, au point de vue thérapeutique, ce règne alternatif des trois systèmes, que nous avons signalé aux points de vue physiologique et pathologique.

DOCUMENTS STATISTIQUES

SUR LA

MORTALITÉ DANS LA PNEUMONIE

RECUEILLIS A VIENNE, A PARIS, A LYON, A ROUEN, A NANTES,
A COPENHAGUE, EN HOLLANDE ET EN ITALIE.

CONSIDÉRATIONS
SUR LA PATHOLOGIE ET LA THÉRAPEUTIQUE GÉNÉRALES.

Rappelant brièvement les renseignements que nous avons pris sur la mortalité dans la pneumonie à Vienne, nous les montrerons confirmés par des statistiques *officielles*. Puis, comme pour compléter nos recherches sur le même sujet, nous donnerons un tableau de statistiques dans la même maladie : statistiques recueillies en divers lieux, à diverses époques et sous l'influence de divers traitements.

Nous avons distribué ces documents dans un ordre qui fera ressortir la différence de mortalité dans la pneumonie :

1° Suivant le traitement ;

2° Suivant la période de la maladie où est intervenu le traitement ;

3° Suivant l'âge des malades ;

4° Suivant la saison ;

5° Suivant les constitutions médicales ;

6° Suivant les *formes* de la maladie ;

7º Suivant les complications de la maladie (avec la pleurésie, la péricardite, la méningite, etc.)

8º Suivant le sexe, et chez les femmes suivant l'état de grossesse ou de vacuité ;

9º Suivant l'état antérieur de la santé (condition sociale) et suivant l'état diathésique ou constitutionnel des malades (chez les ivrognes, chez les scrofuleux, les syphilitiques, les goutteux ?) ;

10º Suivant que la pneumonie est *vraie* ou *fausse*, c. à d. suivant que la pneumonie est une *maladie essentielle* ou une *lésion* symptomatique.

La science vit de distinctions, a-t-on dit ; or ceci est particulièrement vrai de la médecine. Apparemment que les partisans de la *méthode numérique* ne l'entendent pas ainsi, car on les voit d'ordinaire enregistrer *confusément* tous les faits pour la construction de leurs statistiques. Parce qu'ils empruntent aux mathématiciens le *calcul des probabilités*, se croient-ils obligés de n'être plus *médecins ?* Quant à nous, dans le cours de ce travail, nous nous sommes constamment rappelé, — et nos considérations ultérieures le prouveront — que *medicus dicitur à medendo, non à numerando.*

Autant que possible nous avons ordonné nos statistiques de manière à en faire ressortir des enseignements capables de rappeler à tous les principes fondamentaux de la pathologie et de la thérapeutique, — enseignements qui terminent ce mémoire, à titre de conclusion. — Telle doit être, à notre avis, la tâche de tout critique sérieux en médecine comme dans toutes les branches des connaissances humaines. C'est ainsi du moins que l'entendaient les critiques les plus remarquables dans les lettres, dans les beaux-arts, les Grimm, les Gustave Planche, qui incessamment en rappelaient les principes élémentaires presque toujours oubliés, — trop souvent complètement ignorés.

Dans notre première publication nous avons longuement relaté les informations prises par nous sur la mortalité dans la pneumonie. Elles nous apprirent que les deux plus célèbres professeurs de clinique médicale de l'École de Vienne avaient perdu pendant l'hiver de 1854-55 :

1° Mortalité suivant le traitement.

L'un *Oppolzer*, 1 pneumonie sur 5, soit 20 pour 100.

L'autre *Skoda*, 1 pneumonie sur 3, soit 33 pour 100.

Nous citions ensuite à l'appui de ces assertions le témoignage du docteur Purcell O'leary et celui du docteur Walther, médecin de l'hôpital de Dresde.

La *Gazette médicale de Paris* (1859, n° 8) vient pleinement confirmer l'exactitude de nos renseignements officieux en publiant des statistiques *officielles*.

Ces documents ont été recueillis par le docteur *Arthur Mitchell* à la prière du professeur Bennett (d'Edimbourg) sur les pneumoniques traités à l'hôpital général de Vienne. En voici le résumé :

Dans cet hôpital, pendant une période de dix années, de 1847 à 1856, la mortalité dans la pneumonie s'élève à 24 pour 100. Mais la moyenne annuelle oscille autour de cette moyenne générale, car elle est de 20 pour 100 en 1850, et de 31 pour 100 en 1855.

Un fait encore plus important à signaler, c'est que la moyenne de la même année varie prodigieusement entre les différents services où sont placés les pneumoniques. Le tableau comparatif qui suit, montre que la 3e division, par exemple, *perd 17 pneumonies pour 100 de plus que la 7e*, et cela dans la même année, par conséquent sous l'influence de la même constitution médicale, — témoignage irrécusable de la *supériorité* de tel ou tel traitement, de l'*habileté pratique* de tel ou tel médecin.

Année 1849.

Divisions médicales.	Mortalité
1re Division	30 pour 100
2e	18 »
3e	31 »
4e	26 »

5e................................ 22 »
6e................................ 21 »
7e (spéciale pour les maladies de poitrine) 14 »

Le docteur Mitchell rapproche de ces documents les résultats fournis par le traitement purement expectant de Dietl qui donna, d'après la déclaration de ce médecin lui-même :

En 1849, une mortalité de 7 pour 100.
En 1852, une mortalité de 9 pour 100.

Et d'après un rapport officiel sur le Wieden-district-hospital :

En 1854, une mortalité de 20 pour 100.

Les résultats de Dietl, contredits à Vienne dans son propre hôpital d'expérimentation, le furent encore ailleurs, témoins deux médecins hollandais qui, trop confiants dans ses statistiques, employèrent son traitement spectant (comme disait ironiquement le professeur Broussonet) et perdirent :

Le Dr C. de Bordes, 22 pneumoniques pour 100, en 1855.
Le Dr Schmidt, 23 » pour 100, en 1854.

Le docteur Mitchell observe que les médecins viennois, depuis 30 ans, ont plus ou moins complètement renoncé à la saignée dans la pneumonie ; et ils n'auraient qu'à s'en louer en voyant, grâce à cette abstention, la mortalité quelque peu diminuée, mais surtout la convalescence tout à la fois plus prompte et plus franche. Comme pour confirmer la première assertion il cite deux rapports.

L'un de 1,000 pneumonies traitées sans la saignée, mortalité 14 pour 100.

L'autre, comprenant toutes les pneumonies traitées à l'hôpital général de Vienne pendant une période de dix années, par différentes médications, y compris la saignée. — Mortalité 24 pour 100.

Comme nous l'avons promis, nous allons donner, suivant l'ordre indiqué plus haut, le résumé sommaire de quelques statistiques de mortalité dans la pneumonie ; statistiques faites, en diverses années, à Paris, à Lyon, à Rouen, à Nantes, à Copenhague et en Italie.

Statistique de Rasori (Italie).

747 pneumonies, traitées par la saignée, 164 morts, soit 20 pour 100.

85 pneumonies, non saignées, traitées par l'émétique, 9 morts, soit 10 pour cent.

648 pneumonies (à l'hôpital civil) traitées par de copieuses saignées et par l'émétique ; mortalité 22 pour 100.

180 pneumonies (à l'hôpital militaire), même traitement, mortalité 14 pour 100.

Statistique de Broussais (Paris, 1838).

219 pneumonies traitées par les saignées, 137 morts, soit 62 pour 100.

Statistique de M. Andral (clin. méd. éd. de Bruxelles, t. I, p. 217-396, Paris).

65 pneumonies, 37 morts, soit 56 pour 100.

Statistique du professeur Brera (Italie).

Pneumoniques	saignés 2 à 3 fois,	mortalité	19 pour 100.
»	» 3 à 9 fois,	»	22 pour 100.
»	» plus de 9 fois,	»	68 pour 100.
»	non saignés,	»	14 pour 100.

Statistique de Laënnec (Paris, 1826), traitement par le tartre stibié (1).

57 pneumonies, 2 morts, soit 3 pour 100.

(1) L'oxyde blanc d'antimoine est indiqué dans la forme franchement inflammatoire de la pneumonie ; le tartre stibié dans la forme catarrhale. Nous signalons cette indication différentielle, parce que nous ne l'avons vue formulée nulle part.

Nous avons vu (1855) à Francfort-sur-le-Mein le médecin en chef

Statistique d'Ambroise Laënnec (Nantes, 1826), même traitement.

40 pneumonies, 6 morts, soit 15 pour 100.

Statistique du Dr Bang (Copenhague), même traitement.

54 pneumonies, 2 morts, soit 3 pour 100.

Statistique de Double (Paris), traitement par les saignées modérées et le kermès.

33 pneumonies, 1 mort, soit 3 pour 100.

Statistique de M. Grisolle ; traitement par les saignées et l'oxyde blanc d'antimoine.

17 pneumonies, 5 morts, soit 29 pour 100.

Statistique de Leroux (Paris 1826).

424 pneumonies : 112 inflammatoires, 236 bilieuses, 76 putrides ; 92 morts, soit 21 pour 100.

Statistique de M. Bouillaud (Paris).

178 pneumonies, 21 morts, soit 11 pour 100. Traitement : saignées coup sur coup au début de la maladie.

de l'hôpital des Bourgeois traiter toutes les pneumonies *uniquement* par des inhalations de chloroforme (20 à 30 gouttes sur un mouchoir) répétées toutes les deux ou trois heures.

Ce médecin, dans une longue pratique, avait eu occasion de traiter tour à tour et *isolément* les pneumonies, 1° par les saignées ; 2° par le tartre émétique ; 3° par les inhalations de chloroforme. Il nous affirmait avoir reconnu le tartre émétique plus efficace que les saignées, et le chloroforme encore plus efficace que le tartre émétique.

Le traitement des pneumonies par les inhalations de chloroforme a été employé la première fois par un professeur de l'Université de Fribourg en Brisgau dont nous avons oublié le nom. En pareil cas le chloroforme agit-il comme l'éther qui, inspiré, se décompose et forme de l'acide carbonique, le sédatif spécial de l'appareil pulmonaire ?

Statistique de M. Grisolle (Paris).

304 pneumoniques, 43 morts, soit 10 pour 100.

Nota : Sur les 304 pneumonies, 11 étaient bénignes à pouvoir guérir toutes seules, ce qui donne : 293 pneumonies, 43 morts, soit 14 pour 100. Traitement : saignées, puis émétique à dose rasorienne.

Statistique de M. Louis (Paris).

20 pneumoniques de 60-70 ans, 3 morts, soit 15 pour 100. Traitement : saignées, émétique.

Autre statistique de M. Louis.

106 pneumonies, 32 morts, soit 30 pour 100.

Statistique de M. le Dr Roy (Lyon, 1842-1852).

402 pneumoniques, dont 51 morts, soit 12 pour 100. — Sur les 51 morts, 12 ont été apportés à l'hôpital expirants (pneumonie au 3e degré) ; — donc sur 390 pneumoniques, il n'y a que 39 morts, soit 10 pour 100.

Sur les 39 morts :

17 avaient leur pneumonie compliquée d'affections des plèvres, du péricarde, du péritoine, des reins ou des méninges.

22 seulement avaient une pneumonie simple.

Malades traités par le protoxyde d'antimoine seul :

		guéris.	morts.
Pneumonie au 1er degré....	47	47	»
» 2e degré....	33	33	»
» 2e ou 3e degré	8		8
	88	80	8

Malades traités par le protoxyde d'antimoine et les vésicatoires

		guéris.	morts.
Pneumonies au 1er degré....	32	32	»
« 2e degré....	34	34	»
« 2e ou 3e degré	17	»	17
	83	66	17

Les 402 malades ont tous pris le protoxyde d'antimoine (dose 2 à 6 grammes).

88 n'ont eu que le sel d'antimoine ;

113 ont eu en outre des vésicatoires ;

6 ont eu le quinquina avec l'antimoine :

151 ont eu des vésicatoires. ;

88 ont eu des sangsues ; sur ce nombre 48 ont eu des vésicatoires après les sangsues.

La saignée générale a été pratiquée 32 fois (2 malades seulement ont été saignés chacun deux fois).

Statistique de M. le professeur Michel Rambaud (Lyon, 2 février, — 31 décembre 1855).

113 pneumoniques (militaires), morts 23, soit 20 pour 100.

Sur ces 113 pneumonies, il y en avait :

26 forme asphyxique, 19 morts, soit 73 pour 100.

19 forme typhoïde, 4 morts, soit 21 pour 100.

68 forme franchement inflammatoire, tous guéris, soit 0 pour 100.

Traitement des pneumonies forme asphyxique : Saignée, sangsues, révulsifs, émétique, acétate d'ammoniaque, sulfate de quinine, opium, quinquina, valériane, canelle, musc, camphre, ipéca, polygala, noix vomique.

Traitement de la forme typhoïde : Saignée, oxyde blanc d'antimoine, kermès, émétique, musc, camphre, quinquina.

Traitement de la forme franchement inflammatoire : Saignée, vésicatoires, émétique.

2° Mortalité suivant la période de la pneumonie où est intervenu le traitement.

D'après M. Roy (traitement par le protoxyde d'antimoine).

		guéris.	morts.
47 pneumonies	au 1er degré......	47	0, soit 0 pour 100.
33 »	au 2e degré......	33	0, soit 0 pour 100.
8 »	au 2e ou 3e degré..	0	8, soit 100 p. 100.

D'après M. Roy (traitement par le protoxyde d'antimoine et les vésicatoires).

	guéris.	morts.
32 pneumonies au 1er degré.....	32	0, soit 0 pour 100.
34 » au 2e degré......	34	0, soit 0 pour 100.
17 » au 2e ou 3e degré..	0	17, soit 100 p. 100.

D'après M. Grisolle (traitement par les saignées).

50 pneumonies au 1er degré, dont le tiers peu graves, 5 morts, soit 10 pour 100.

182 pneumonies au 2e degré, assez graves, dont 12 pneumonies doubles, 32 morts, soit 17 pour 100.

D'après M. Grisolle (traitements par l'émétique).

44 pneumonies, dont 35 au 2e degré, 6 morts, soit 13 pour 100.

D'après M. Grisolle (traitement par l'émétique).

30 pneumonies du 2e au 3e degré, 18 morts, soit 60 pour 100.

D'après M. Grisolle (traitement par les saignées et l'émétique).

80 pneumonies au 2e degré, 10 morts, soit 12 pour 100.

Mortalité chez les pneumoniques entrés a l'hopital (c. à. d. traités a partir de), *d'après M. Grisolle.*

Les deux premiers jours de la maladie,	1/13, soit 7 pour cent.
Le 3e jour......................	1/13, soit 7 pour cent.
Le 4e jour......................	1/8, soit 12 pour cent.
Le 5e jour......................	1/6, soit 16 pour cent.
Le 6e jour......................	1/4, soit 25 pour cent.
Le 7e jour......................	1/3, soit 33 pour cent.
Le 8e jour......................	1/2, soit 50 pour cent.
Le 9e jour......................	1/3, soit 33 pour cent.
Le 10e jour......................	1/3, soit 33 pour cent.

3° Mortalité dans la pneumonie suivant l'age,

D'après MM. Valleix et Vernois (Paris).

128 enfants trouvés et nouveau-nés, 127 morts, soit 99 pour 100..

D'après M. Bouchut (hôpital Necker).

Enfants de quelques jours à 2 ans, 33 morts, soit 60 pour 100.

D'après MM. Rilliet et Barthez (en ville).

Enfants de 1 à 3 ans, 1/8 de morts, soit 12 pour 100.
Enfants à l'hôpital, 1/7 de morts, soit 14 pour 100.

D'après MM. Rufz et Ghérard.

27 pneumoniques au-dessous de 6 ans, 22 morts, soit 81 pour 100.

D'après MM. Rufz, Ghérard et Barrier.

61 pneumoniques de 6 à 15 ans, 2 morts, soit 3 pour 100.

D'après M. Roy (Lyon).

398 peneumoniques :

61	de 10 à 20 ans	3 morts,	soit 4 pour 100.
128	de 20 à 30 ans	9 morts,	soit 7 pour 100.
86	de 30 à 40 ans	8 morts,	soit 9 pour 100.
62	de 40 à 50 ans	9 morts,	soit 14 pour 100.
39	de 50 à 60 ans	13 morts,	soit 33 pour 100.
19	de 60 à 70 ans	4 morts,	soit 21 pour 100.
3	de 70 ans.	1 mort,	soit 33 pour 100.

D'après M. Grisolle (Paris).

Pneumoniques de 16-30 ans,	1/4 de morts,	soit 7 pour 100.
30-40	1/7	soit 14 pour 100.
40-50	1/6	soit 16 pour 100.
50-60	1/5	soit 20 pour 100.
à 70 ans,	1/6	soit 16 pour 100.
Au-dessus de 70 ans,	8/10	soit 80 pour 100.

D'après M. Chomel (Paris).

Pneumoniques à 40 ans, mortalité de 25 pour 100.

D'après Leroux.

Pneumoniques de 60 à 75 ans, 14 morts, soit 63 pour 100.

D'après M. Dalmas (à la Salpétrière, janvier 1840).

20 pneumoniques vieillards-femmes, toutes mortes, soit 100 p. 100.

D'après M. Prus (à la Salpétrière et à Bicêtre).

226 pneumoniques vieillards, 147 morts, soit 65 pour 100.

D'après M. Chomel (à l'Hôtel-Dieu, de 1832 à 1842.)

La moitié des pneumoniques, au-dessus de 60 ans, a succombé, soit 50 pour 100.

4° Mortalité suivant la saison.

D'après M. Prus (Paris, à la Salpétrière et à Bicêtre).

Vieillards (janvier et février), 2/3 de morts, soit 66 pour 100.
(mai et juin), 1/3 de morts, soit 33 pour 100.

5° Mortalité suivant les constitutions médicales.

D'après M. Roy (Lyon, 1842-1852)

Année	Pneumonies		Morts		Soit	
Année 1844	39	pneumonies,	3	morts,	soit 7	pour 100.
1849	57	»	4	»	7	»
1842	37	»	3	»	8	»
1843	55	»	5	»	9	»
1848	66	»	8	»	12	»
1852	8	»	1	»	12	»
1847	53	»	7	»	13	»
1845	62	»	8	»	15	»
1851	13	»	4	»	30	»
1850	12	»	7	»	58	»

6° MORTALITÉ DANS LA PNEUMONIE SUIVANT LES FORMES DE LA MALADIE

D'après M. Rambaud.

68 pneumonies,	forme inflammatoire,	0 morts,	soit 0 pour 100.
19 —	forme typhoïde	4 morts,	soit 21 pour 100
26 —	forme asphyxique,	19 morts,	soit 73 pour 100

D'après Ozanam père.

pneumonies, forme typhoïde (1), 70 pour 100.

D'après M. Grisolle.

17 pneumonies doubles, 7 morts, soit 41 pour 100.

D'après M. Sestier.

Pneumonies de la base, 1/7 de morts, soit 14 pour 100.
— du sommet, 1/4 » soit 25 pour 100.

(1) L'auteur a voulu dire forme ataxique ou maligne, car aujourd'hui l'on entend par forme typhoïde ou encore mieux état typhoïde toute forme grave d'une maladie quelconque. C'est une expression malheureuse et qui n'est propre qu'à jeter la confusion dans la séméiotique, parce que 1° l'état typhoïde ne constitue pas un groupe de phénomènes constants et caractéristiques (hormis pour le typhus et la fièvre typhoïde) ; 2° Chaque maladie présente dans sa forme grave un syndrôme qui lui est spécial et la distingue des autres, sous peine de voir toutes les maladies se ressembler dans leur forme grave.

Ces deux raisons prouvent surabondamment que l'expression *état typhoïde*, en voulant s'appliquer à tout ne s'applique exactement à rien. Dans l'intérêt de la clarté seméiologique il faudrait retrancher de la langue médicale cette formule qui ne sert à rien puisqu'elle ne dispense pas de décrire le syndrôme caractérisant la forme grave, ataxique, maligne de chaque maladie.

Sydenham tançait vertement les médecins de son temps qui voyaient partout un état scorbutique. Nos contemporains n'encourraient-ils pas la critique de ce grand observateur, eux qui voient partout l'état typhoïde ? (Voir la thèse pour l'agrégation de M. Milcent : *De l'état dit typhoïde dans les maladies.* » Paris, 1847).

D'après M. Grisolle.

Pneumonies de la base, 1/8 de morts, soit 12 pour 100.
— du sommet, 1/5 » soit 20 pour 100.

30 pneumonies de la partie moyenne, 30 guéris, soit 0 morts pour cent.

D'après M. Roy.

14 pneumonies du sommet, 4 morts, soit 28 pour 100.

7° MORTALITÉ SUIVANT LES COMPLICATIONS DE LA PNEUMONIE AVEC LA PLEURÉSIE, LA MÉNINGITE, L'ÉTAT BILIEUX.

D'après M. Thore.

La moitié des aliénés morts de pneumonie étaient en même temps affectés de pleurésie, soit 50 pour 100.

D'après M. Grisolle.

27 pneumonies avec délire (méningite), 19 morts, soit 70 pour 100.

D'après M. Hellis (Rouen, 1826).

47 pneumonies bilieuses traitées par la méthode de Rivière et de Stoll, (émétique, vomitifs répétés) 5 morts, soit 10 pour cent.

8° MORTALITÉ SUIVANT LE SEXE, ET CHEZ LES FEMMES SUIVANT L'ÉTAT DE GROSSESSE OU DE VACUITÉ.

SUIVANT LE SEXE, *d'après M. Grisolle.*

Un tiers plus forte chez les femmes que chez les hommes, soit 33 pour 100.

MORTALITÉ CHEZ LES FEMMES ENCEINTES, *d'après M. Grisolle.*

15 pneumonies, 11 morts, soit 73 pour 100, dont
10 pneumonies du 3e au 6e mois, 9 morts, soit 90 pour 100, et
5 pneumonies après le 7e mois, 3 morts, soit 60 pour 100.

9° Mortalité suivant l'état antérieur de la santé (condition sociale) et suivant l'état diathésique ou constitutionnel des malades (chez les ivrognes, chez les scrofuleux, les syphilitiques, les goutteux ?)

Mortalité suivant la classe de la société, *d'après M. Grisolle.*

Deux fois plus forte dans la classe indigente que dans la classe aisée, soit 50 pour 100.

Mortalité chez les ivrognes, *d'après M. Grisolle.*

17 pneumoniques de 24 à 59 ans, mortalité de près de 1/4, soit 25 pour 100.

10° Mortalité dans la pneumonie chez les scrofuleux ? chez les syphilitiques ? chez les goutteux ? (1) suivant que la pneumonie est vraie ou fausse, c. a. d., suivant qu'elle est une maladie essentielle ou une lésion symptomatique.

D'après M. Nonat (Paris 1837).

10 pneumonies franches (vraies) (traitées), 0 morts, soit 0 p. 100.
7 — grippales (fausses) (de même), 7 morts, soit 100 pour 100.

Fausses pneumonies (secondaires), *d'après MM. Rilliet et Barthez.*

81 à l'hôpital des enfants (Paris), 77 morts, soit 96 pour 100.

D'après M. Barrier (Paris).

61 chez les enfants, 48 morts, soit 78 pour 100.

(1) Nous ne connaissons pas d'auteur qui indique la différence de mortalité dans la pneumonie chez les scrofuleux, les goutteux les syphilitiques, etc., d'une part, et de l'autre, chez les sujets exempts de diathèse. Cette absence de documents cause une lacune regrettable dans l'art du pronostic.

D'après M. Becquerel.

21 dans la rougeole, chez des enfants, 20 morts, soit 95 pour 100.

D'après M. Grisolle.

9 dans la rougeole, 6 morts, soit 66 pour 100.
44 dans la rougeole chez des enfants, 44 morts, soit 100 pour 100.
4 dans la variole, 4 morts, soit 100 pour 100.
6 dans la maladie de Bright, 6 morts, soit 100 pour 100.

Comme chacun sait qu'habituellement la grippe ne devient grave que par la complication d'une pneumonie catharrale (*peripneumonia notha*), nous citerons, à titre de mortalité dans la fausse pneumonie, la mortalité dans la grippe, formes *grave* et *maligne*.

Épidémie de grippe en 1557, *à Nimes* (*Rivière*). — La plupart des malades succombaient.

Épidémie de grippe en 1658 (*Willis*). — La plupart des malades faibles ou âgés périrent.

Épidémie de grippe en 1729, *à Londres* (*Loew*). — Cette maladie tua plus de malades que la peste de 1665.

Épidémie de grippe en 1737, *en Silésie.* — Cette maladie fut souvent mortelle.

Épidémies de grippe en 1742 *et* 1743 (*Huxham*). — Cette maladie fut mortelle.

Épidémie de grippe en 1837, *à Paris* (*M. Piorry*). — Mortalité 50 p. 100.

La méthode suivant laquelle nous avons exposé ces statistiques, montre assez qu'elles constituent un problème très-complexe à poser. Nous croyons avoir indiqué la plupart des conditions indispensables pour dresser une bonne statistique. Négliger ces conditions serait vouloir, de parti pris, manquer à la première règle des mathématiques, qui ne permet d'additionner que des valeurs de même nature : ce serait également manquer à la première règle de toute classification qui n'autorise à ranger dans la même catégorie que des termes semblables.

La très-grande différence dans la mortalité, que le lecteur a dû remarquer chez nos pneumoniques, peut être expliquée de trois manières.

Parmi les trente à quarante auteurs de nos statistiques, il en est plusieurs qui n'ont pas distingué 1° la pneumonie *vraie* et la *fausse* pneumonie; 2° les diverses *formes* de la pneumonie vraie et 3° n'ont pas employé les médications indiquées dans telle ou telle forme, période ou complication de la maladie.

Expliquons notre pensée sur ces trois points.

Les médecins en général et nos auteurs en particulier, ont emprunté à Laënnec, sa magnifique découverte de l'auscultation pour diagnostiquer les affections thoraciques, mais en même temps, et c'est là leur tort, ils lui ont emprunté ses doctrines en pathologie — bon guide dans le premier cas, mauvais dans le second. — En effet, les maladies ne sont pour lui « que des modifications dans la texture des organes de l'économie animale, dans la composition de ses liquides ou dans l'ordre de ses fonctions. » Il perd de vue les *maladies*, pour ne plus étudier que les *lésions* et les *symptômes*. Il oublie que ces phénomènes sont la *matière* même des maladies et qu'ils affectent un ordre, des caractères et un enchaînement distincts suivant chacune d'elles. Aussi qu'arrive-t-il ? Au lieu de faire l'histoire *naturelle* de ces phénomènes, de leur restituer leur physionomie d'ensemble, de les étudier dans leur marche, dans leur évolution et de donner la description de chaque espèce morbide ou unité pathologique, telle qu'elle existe et telle qu'on l'observe ; au lieu de suivre cette méthode vraiment médicale, il s'amuse à décrire un *symptôme*, l'emphysème du poumon, une *lésion*, l'œdème du poumon comme des *maladies* ; ou bien il considère l'asthme, une *maladie*, comme un *symptôme*.

Quel ne serait pas l'étonnement du lecteur, s'il voyait Laënnec décrire comme trois maladies différentes, les trois périodes successives de la pneumonie, et comme trois autres maladies, les trois degrés de la phthisie? Eh bien, ce qu'il n'a pas fait pour la pneumonie, pour la phthisie, il l'a fait pour le rhume de poitrine, en décrivant comme trois maladies distinctes, ses trois périodes successives (catarrhe *sec* (?), catarrhe pituiteux, catarrhe muqueux).

Au commencement de ce siècle, Pinel avait décrit les diverses *formes* ou *périodes* d'évolution de la fièvre typhoïde, comme autant de maladies différentes (1). Survient Broussais pour réparer sa faute et faire la magnifique synthèse de cette fièvre continue (2). Vers la même époque, Laënnec faisait, de son côté, la synthèse de la phthisie et celle de la pneumonie; mais là s'arrêtait son génie laissant à ses successeurs le soin de tracer des UNITÉS PATHOLOGIQUES sur le modèle de celles qu'il avait si bien décrites.

Si Laënnec, confondant le tout avec la partie, la partie avec le tout, a pu prendre des *symptômes*, des *lésions* pour des *maladies* ou des *maladies* pour des *symptômes*, comme nous l'avons montré plus haut, nous ne devons pas être étonné de le voir confondre la bronchite capillaire *essentielle* avec la bronchite capillaire *symptomatique*, le rhume essentiel avec le rhume symptomatique, la pneumonie *vraie* avec la *fausse* pneumonie.

Sur ce dernier point, un très-grand nombre de médecins suivent les errements de Laënnec. A son exemple, ils considèrent la pneumonie *secondaire*, *consécutive*, *symptomatique* comme étant tout aussi bien

(1) Le *philosophique* Pinel, grâce à la manie de l'*analyse*, si fort à la mode de son temps, avait trouvé le moyen de découper la fièvre typhoïde, en cinq espèces morbides très-différentes : les fièvres *inflammatoire*, *bilieuse*, *muqueuse*, *adynamique* ou *putride*, *ataxique* ou *maligne*. Son prétendu talent d'analyse ne l'avait pas empêché de confondre sous le titre de fièvre inflammatoire : l'*éphémère*, la *synoque* et la fièvre typhoïde, forme *bénigne*.

(2) Cependant Broussais eut le tort de confondre avec la fièvre typhoïde deux autres fièvres continues : la fièvre *éphémère* et la fièvre *synoque*.

une *maladie* que la pneumonie *primitive, idiopathique*; et ils ont souvent occasion de commettre cette confusion, car il est beaucoup de maladies où la pneumonie intervient à titre de *lésion* concomitante (1). Nous ne voulons pas signaler ici les nombreuses différences qui distinguent la pneumonie vraie de la fausse pneumonie. On peut consulter à ce sujet M. Grisolle (2) qui sur ce point n'est pas prévenu en notre faveur, car il considère, ou à peu près, la pneumonie *essentielle* et la pneumonie *symptomatique*, comme méritant également le nom de *maladies*. Les anciens, qui n'avaient pas comme nous les ressources de l'auscultation et de la percussion pour éclairer leur diagnostic anatomique, mais avaient plus que nous, peut-être, le sens médical, les anciens, disons-nous, n'ont pas commis cette confusion; aussi les voyons-nous soigneusement distinguer la

(1) Ainsi on la voit apparaître chez les enfants à la mamelle, dans le cours 1° du muguet; 2° de l'endurcissement cellulaire; chez les nourrissons et chez les enfants plus âgés dans 1° la gangrène de la bouche, 2° le croup, 3° la coqueluche, 4° le rhume de poitrine, 5° le catarrhe suffocant (bronchite capillaire essentielle), 6° la rougeole, 7° la variole, 8e la scarlatine; chez les adultes dans le cours de ces cinq dernières maladies, et en outre, dans 1° la fièvre typhoïde (1/6 des cas, d'après M. Grisolle), 2° les tubercules (1/4 des cas d'après M. Louis), 3° les affections organiques du cœur (1/4 meurent de pneumonie, suivant M. Grisolle), 4° maladie de Bright (1/6 ou 1/7 des cas, d'après M. Grisolle), 5° les affections organiques du foie, la cirrhose surtout, 6° chez les aliénés (1/5 meurent de pneumonie), 7° chez les vieillards qui meurent si fréquemment de rhume de poitrine ou de catarrhe suffocant, grâce à la pneumonie intercurrente. Notons encore les diathèses goutteuses, dartreuses, hémorrhoïdaires, la scrofule, la syphilis, le scorbut, qui rendent la *fausse* pneumonie si souvent mortelle.

(2) Dans le cours de ce travail, nous avons consulté un certain nombre d'ouvrages; nous citerons entre autres le mémoire de M. Rambaud, sur une épidémie de pneumonie chez les militaire (*Gazette médicale de Lyon*, 1859), la thèse de M. Poncet (*Paris* 1859), relatant les statistiques de M. Roy, enfin, et surtout, la monographie de M. Grisolle sur la pneumonie.

pneumonie *vraie*, *peripneumonia vera*, *legitima*, d'avec la *fausse* pneumonie, *peripneumonia notha* (Sydenham, Boerhaave), *spuria* (Stoll), *illegitima* (Borsieri).

Nous avons avancé, et le lecteur a déjà pu s'en convaincre, que plusieurs de nos auteurs de statistique n'ont pas distingué les diverses *formes* de la pneumonie. Cette distinction est pourtant indispensable pour pronostiquer, expliquer la mortalité chez les pneumoniques dans telle année, dans telle constitution médicale.

Nous démontrerons peut-être plus facilement cette proposition en en faisant l'application au choléra, maladie évidemment plus grave que la pneumonie.

Pour le traitement du choléra toutes les écoles thérapeutiques ont fourni des statistiques qui accordaient à chacune d'elles une supériorité manifeste. D'où vient ce résultat inattendu ? De la confusion des *formes* de l'*espèce morbide*, le choléra.

On observe dans le choléra quatre *formes* très-différentes quant à la gravité :

1° La *cholérine* qui guérit à peu près toujours ;

2° Le *choléra franc* qui peut guérir assez souvent, surtout s'il est traité ;

3° Le *choléra ataxique* qui guérit exceptionnellement ;

4° Le *choléra foudroyant*, qui ne guérit jamais.

Or les médecins, qui enregistraient si triomphalement leurs succès dans cette maladie, n'ont pas dit habituellement quelles *formes* ils avaient traitées. Qu'était-il donc arrivé ?

Ces médecins, qui avaient guéri à peu près tous leurs malades, n'avaient traité que des *cholérines* et des *choléras francs*. S'il leur était échu des choléras *ataxiques* et des choléras *foudroyants*, à coup sûr il les auraient tous perdus.

Or cette confusion, commise à propos du choléra, l'a été également à propos de bien d'autres maladies et en particulier de la pneumonie. En effet, le lecteur aura déjà pu remarquer combien il en est peu parmi nos auteurs de statistique qui aient nettement distingué les formes de cette dernière maladie. Et pourtant, à défaut du sens médical, la très-grande différence dans la mortalité suivant les *formes* aurait dû mettre celles-ci singulièrement en relief. Rappelons brièvement cette différence :

Pneumonie, forme franchement *inflammatoire* (M. Rambaud), mortalité, 0 pour 100.

Pneumonie du *sommet* (M. Roy), mortalité, 28 pour 100.

Pneumonie *double* (M. Grisolle), mortalité, 41 pour 100.

Pneumonie, forme *ataxique* ou *maligne* (Ozanam), mortalité, 70 pour 100.

Nous pouvons ici nous convaincre une fois de plus que des erreurs commises en pathologie impliquent des erreurs correspondantes en thérapeutique.

Plusieurs de nos statisticiens après avoir confondu la pneumonie *vraie* avec la *fausse* pneumonie, après avoir méconnu les diverses *formes* de la pneumonie essentielle, n'ont pu évidemment ni indiquer, ni employer les traitements *appropriés* à la pneumonie-*maladie* et à la pneumonie-*lésion*, non plus que les traitements *appropriés* aux diverses *formes*, *périodes*, *complications* de la pneumonie vraie. C'est qu'ils ignoraient qu'à ces distinctions nosologiques, séméiologiques correspondent, terme pour terme, des distinctions thérapeutiques (médecine des indications) : double vérité tellement traditionnelle qu'on la retrouve même dans la littérature non médicale de l'Antiquité :

Et quoniam variant morbi, variabimus artes ;
Mille mali species, mille salutis erunt.

LUCRÈCE.

On a dit, et depuis dix à douze ans on répète, que la pneumonie guérit toute seule. A titre de preuves on invoque de prétendues statistiques, des rapports plus ou moins mensongers annonçant qu'à Vienne les pneumoniques n'étaient jamais traités et pourtant (à cause de cela peut-être ?...) guérissaient *toujours*.

Nous avons été le premier, croyons-nous, à rétablir (mai 1858) sur ce point la vérité obscurcie par des gens systématiques ou par des médecins voyageant en train-express. Cette année même notre témoignage a été confirmé par les documents *officiels* du docteur Arthur Mitchell, cités plus haut.

Nous ne voulons pas nier que la pneumonie ne puisse quelquefois guérir toute seule ; nous le nions d'autant moins qu'en règle générale *nous ne croyons curables par un traitement quelconque que les seules maladies qui offrent des exemples de guérison spontanée.* Mais pour en revenir aux pneumonies, y en aurait-il le quart, le tiers qui pussent guérir toutes seules, que le parti le plus sage serait encore de les traiter toutes, parce qu'on n'est jamais assuré d'une manière absolue d'avoir à faire à un cas bénin ou à un cas fâcheux. Aussi ne voit-on pas les médecins consciencieux jouer à l'expectation avec les pneumonies.

Nous avons une égale aversion pour les *guérisseurs* enthousiastes et pour les nihilistes, les Skodistes en un mot.

Aux premiers, dont les merveilleux succès reposent d'ordinaire sur des erreurs de diagnostic, nous dirons — et puissent ces mémorables paroles du médecin de Genève mettre un terme à leurs fanfaronnades :

« Aucune thérapeutique ne supprime les maladies, pas plus le rhume de cerveau que la fièvre typhoïde. Les maladies ne seraient susceptibles d'être décrites ni dans leurs phases successives ni dans leurs formes, ni dans leurs variétés, si une thérapeutique quelconque avait le don de les faire brusquement disparaître.

« Nous ne savons rien de plus contraire à la dignité de la médecine que ces promesses de guérison subite. — Si pour un peu de temps on impose avec les assurances de l'affirmation et de petits bonheurs habilement exploités, tôt ou tard il faut trouver devant soi de ces maladies avec lesquelles il n'est pas possible de jouer.

« Il est assurément brillant de couper rapidement une fièvre intermittente ou des névralgies ; mais pourquoi ne pouvons-nous enrayer telle fièvre typhoïde de la forme la plus bénigne, qui accomplira sa période de quinze ou vingt-et-un jours devant le médecin impuissant à modifier une maladie au fond sans gravité ? (1) »

A ceux qui prétendent *juguler* (terme barbare indigne d'un médecin sérieux) la pneumonie, nous répondrons par la bouche de Rasori affirmant que cette maladie *a toujours un cours nécessaire*. Or, si quelqu'un devait être renseigné sur ce point, c'était bien ce médecin italien qui avait appliqué à la pneumonie toutes les médications depuis les plus bénignes jusqu'aux plus énergiques (2).

Aux Skodistes, qui prétendent que le meilleur traitement n'a aucune influence sur la marche de la pneumonie, nous nous contenterons, à titre de réponse péremptoire, de mettre en regard l'évolution des pneumonies non traitées, d'une part, et de l'autre, l'évolution des pneumonies traitées convenablement (3).

Le professeur Dietl, à Vienne, a remarqué que les pneumonies non traitées offraient une *aggravation progressive* jusqu'au *septième* ou *huitième* jour, et même jusqu'au *onzième* ou *quatorzième* jour. Puis à cette époque survenaient des sueurs profuses, et les phéno-

(1) Le docteur Edouard Dufresne, médecin de l'hôpital de Plain-Palais à Genève.

(2) Ainsi copieuses saignées équivalent à 5 à 10 kilogrammes de sang, plus 12 grammes d'émétique en 24 heures ; 62 grammes pour toute la maladie.

(3) Il est inutile, pensons-nous, de rappeler l'influence du traitement approprié sur la *terminaison* de la pneumonie. Si le lecteur veut être édifié à ce sujet il n'a qu'à comparer les statistiques de Vienne et de la Hollande avec celles recueillies ailleurs.

mènes étaient rompus. Ensuite convalescence franche. C'était une vraie crise qui jugeait la maladie.

Qu'arrive-t-il, au contraire, quand les pneumonies subissent un traitement *approprié ?* Les phénomènes s'amendent notablement après 12, 24 ou 36 heures. A partir de ce moment leur *diminution* est *progressive* : certains phénomènes disparaissent complètement, d'autres s'améliorent, et la maladie finit souvent, sans phénomène brusque, par la disparition successive de tous les symptômes qui la caractérisaient.

Si, en France, les *observateurs* sont fidèles à leur titre, ils pourront, ils devront constater tout ce que nous avons avancé touchant la mortalité dans la pneumonie et l'efficacité des traitements appropriés aux diverses formes de cette maladie. Ils cesseront dès lors d'afficher, de propager ce scepticisme thérapeutique si funeste à la science, si funeste aux malades, — scepticisme dont les médecins, à l'occasion, sont les premières victimes, témoins ces deux confrères distingués des hôpitaux de Paris, le docteur Sandras de l'hôpital Beaujon et le docteur Legendre, de l'hôpital Sainte-Eugénie, qui tous les deux ont succombé à la pneumonie parce qu'ils se sont refusés à tout traitement, le premier le 24 avril 1856, le second le 9 janvier 1858.

LES

UNIVERSITÉS ALLEMANDES

LES PROFESSEURS

ET LES ÉTUDIANTS (MOEURS ET COUTUMES),

POSITION DES JUIFS DANS LE MONDE, ET PARTICULIÈREMENT EN FRANCE ET EN ALLEMAGNE, DANS LA SOCIÉTÉ, LES LETTRES, LES ARTS, LES SCIENCES ET L'ENSEIGNEMENT UNIVERSITAIRE.

I.

Les Universités.

Jadis, au moyen-âge, les Universités constituaient pour ainsi dire un État dans un État, ayant spécialement pour elles une législation, une administration, des finances, une police même.

Cet ordre de choses, qui a disparu en France, subsiste à peu près complètement en Allemagne, surtout dans les pays où les gouvernements n'ont pas porté atteinte au *self-governement* de ces petites républiques intellectuelles dont ils jalousaient ou redoutaient l'indépendance.

Nous allons essayer de décrire brièvement ce gouvernement en miniature, en disant où réside l'autorité et quels sont les sujets, quelle est la source de ses revenus et comment se fait la gestion de ses finances, etc.

Puis, en dernier lieu, nous exposerons quelle est la position des Juifs dans le monde et particulièrement en France et en Allemagne, dans la société, les lettres, les arts, les sciences et l'enseignement universitaire.

Chaque université, comme toute corporation indépendante, a des revenus. D'où proviennent-ils? De quatre sources différentes :

1° De propriétés immobilières plus ou moins considérables dont elle a été gratifiée à son origine par ses fondateurs.

2° De rentes annuelles ou de donations que lui font des particuliers généreux ; — chose aussi commune en Allemagne que rare en France, ce qui est beaucoup dire.

3° Des droits pécuniaires que payent les étudiants pour être reçus dans le corps universitaire, passer leurs examens, acquérir leurs titres, diplômes.

4° De subventions plus ou moins régulières que leur font les gouvernements, habituellement dans un but intéressé, car en s'immisçant dans leurs finances, dans leur administration, ils en arrivent insensiblement à partager l'autorité, ou du moins à l'entraver, ce qui, pour eux, est le point essentiel.

Ces revenus sont affectés à l'entretien du palais de l'Université où les Facultés de théologie, de droit, de médecine, de philosophie, de sciences, de belles lettres donnent leurs divers cours.

Ils servent également à soutenir les hôpitaux, mais seulement les hôpitaux où ont lieu les leçons cliniques nécessaires pour l'enseignement pratique de la médecine.

En outre, ces revenus sont consacrés à payer les émoluments des membres du pouvoir exécutif, à solder les employés subalternes, massiers, appariteurs, agents de la police universitaire, et enfin, à rétribuer en partie les professeurs qui reçoivent d'autre part un complément d'honoraires.

Un certain nombre de professeurs *ordinaires* forment le *sénat* qui est le conseil exécutif. Les membres du sénat délèguent leur pouvoir à leur président qui est le *recteur* de l'Université. Ce dernier a le titre de *magnificence*; autrefois il avait le titre et le rang de *prince*. Dans les cérémonies publiques il est précédé de deux massiers. C'est le roi ou prince de la contrée qui a le titre de recteur (1) ; alors celui qui en remplit les fonctions est appelé *pro-recteur*.

Le recteur est le chef de l'administration de l'Université et dirige la gestion de ses finances.

En Allemagne, il y a vingt-cinq universités, dont douze renferment des hommes remarquables. Parmi ces douze, il en est six qui possèdent un homme hors ligne.

Mais alors pourquoi, diront nos lecteurs engoués de la centralisation comme l'est tout Français, pourquoi ne pas supprimer les petites universités dans le but de réunir toutes les illustrations dans cinq ou six universités principales ?

Nous traiterons plus loin cette question.

II.

Les Professeurs.

Les professeurs, dans les universités allemandes, peuvent être classés en quatre catégories : les professeurs membres du sénat, les professeurs *ordinaires*, les professeurs *extra-ordinaires* et les *privat-docenten*.

Les privat-docenten, l'échelon le plus inférieur, correspondent à nos professeurs de l'École pratique à Paris et aux professeurs libres des autres Facultés ou Écoles de médecine qui font des cours gratuits

(1) Tel est le cas du duc de Weimar, qui a le titre de *Rector magnificentissimus* de l'Université d'Iéna.

ou non, après en avoir demandé l'autorisation au directeur de l'École, antorisation toujours accordée sur une simple demande (1).

Les professeurs *extra-ordinaires* correspondent à nos professeurs agrégés des Facultés, à nos professeurs-suppléants des Écoles secondaires.

Et les professeurs *ordinaires* à nos professeurs titulaires.

Les membres du sénat n'ont pas leur équivalent en France ; ils sont recrutés, à l'élection, parmi les professeurs *ordinaires* qui ont enseigné, à ce titre, pendant deux ou trois ans.

Le doctorat, en Allemagne, ne donne nullement le droit de pratiquer la médecine, si ce n'est dans la moitié des États ; dans l'autre, il faut, subséquemment, subir ce qu'on appelle *l'examen d'État* devant un jury de praticiens nommés *ad hoc.*

Mais le doctorat donne du moins le droit d'enseigner, — *jus discendi et jus docendi*, suivant la formule du serment. — En effet, il suffit à un jeune docteur de remplir quelques formalités voulues et de faire devant le Conseil académique une *lecture d'essai* pour avoir tous les droits et titres de *privat-docent.*

L'institution des *privat-docenten* est éminemment utile, disons-le même, indispensable pour faire éclore, mettre en relief les talents de *tous* les jeunes savants que leur vocation naturelle destine au professorat. Dans l'armée française, a-t-on dit, tout soldat porte dans son sac le bâton de maréchal : en Allemagne, même égalité,

(1) On nous apprend que depuis quelque temps les professeurs de l'*École pratique* doivent demander la susdite autorisation *six mois* d'avance ! Serait-ce une restriction à la liberté de l'enseignement médical ? Allons-nous revenir à ces beaux jours de l'ancien régime où Louis XIV se voyait forcé de créer au *Jardin du Roi* une chaire spéciale dans laquelle Dionis pût enseigner la circulation du sang, les vaisseaux lymphatiques, le réservoir du chyle, etc., etc., — toutes choses que la Faculté de Paris repoussait de son enseignement, car, avec son premier anatomiste Riolan, elle ne *croyait* pas à toutes ces *nouveautés !...*

même chance d'arriver pour les savants, cette armée de la science. Tous peuvent également briguer une chaire de professeur ; comme tous ont également l'occasion de se distinguer, la chaire est obtenue par le plus capable.

« Tandis qu'en France, les jeunes savants qui se sentent de l'avenir se trouvent le plus ordinairement dans l'impossibilité presque complète de faire leurs preuves dans l'enseignement supérieur, qui devient par la force même des choses, et tend à devenir de plus en plus, une *position de retraite*, l'Allemagne, grâce au nombre de ses universités, à la liberté de l'enseignement supérieur ; et aussi, il faut bien le dire, à la diffusion beaucoup plus grande dans le public de l'amour désintéressé des choses de l'intelligence, l'Allemagne fournit aux jeunes docteurs, par l'institution des *privat-docenten*, la possibilité de créer leur réputation comme professeurs, en même temps qu'elle donne les meilleures garanties pour le recrutement des chaires officielles (1).

« L'initiation, l'invention, le sentiment du progrès, l'ambition du succès n'appartiennent qu'à la jeunesse, et tout au plus à l'âge mûr. Au-delà, pour la majorité des hommes, c'est l'esprit de conservation et de critique qui prévaut. Quelque effort qu'ils fassent pour se soustraire à la loi du temps, ils ne peuvent que se répéter ; et le monde, en aucun genre, n'aime les répétitions (2). »

On comprend, dès lors, l'inconvénient qu'il y a à ne voir les chaires occupées que par des hommes qu'a déjà gagnés le froid de la vieillesse. Comment voulez-vous qu'ils favorisent les progrès de la science alors qu'ils peuvent à peine se maintenir au courant des récentes découvertes que chaque jour voit éclore ? Dès lors qu'ils n'avancent pas, ils reculent, car tout avance autour d'eux pendant qu'ils restent au même point. Pour les caractériser, en un mot, on

(1) Camille Dareste, REVUE GERMANIQUE, t. V, p. 234-5.
(2) Louis Peisse, LA MÉDECINE ET LES MÉDECINS, t. II, p. 425-6.

peut dire qu'ils occupent une place qu'ils ne remplissent pas, et cela, au désavantage de la science, au désavantage des élèves.

Que se passe-t-il, au contraire, quand ces mêmes chaires sont occupées par des hommes qui ont encore le premier feu de la jeunesse ou toute la vigueur de l'âge mûr ?

L'enseignement, alors, a deux avantages : celui de développer, d'instruire tout d'abord celui qui le donne ; et, en second lieu, celui de contribuer au développement d'une science plus solide et plus élevée.

Que l'enseignement instruise tout d'abord celui qui le donne, — ceci semble paradoxal, et pourtant il n'est pas de proposition plus juste.

L'éducation première (celle du collége, de l'école) est toute *passive*. L'esprit de l'élève reçoit, comme un réceptacle trop souvent inerte, des idées, des matériaux à réflexion. Des maîtres malavisés s'occupent d'*enrichir*, d'*orner* son intelligence, alors qu'ils devraient la fortifier, la développer par des exercices analogues aux exercices gymnastiques qui fortifient et développent le corps.

Pour eux, malheureusement, l'instruction consiste à « emmagasiner à la hâte une foule de notions dans l'esprit converti ainsi en une sorte de bazar cérébral où toutes choses sont disposées les unes auprès des autres, selon une ordonnance artificielle, et sans autre lien, pour la plupart, qu'une mémoire incertaine, appelée à régner sur ce chaos décoré du nom de la science (1). »

Les lois de la vie matérielles sont parfois applicables à la vie intellectuelle : aussi le lecteur voudra bien ici nous permettre, à cause de sa justesse, une comparaison vulgaire, mais pourtant nécessaire pour expliquer notre pensée.

« On ne vit pas de ce qu'on mange, mais de ce qu'on digère. » Cet axiome de Brillat-Savarin, si vrai, pris à la lettre, l'est égale-

(1) Ch. Dollfus, Revue germanique, t. V, p. 548-9.

ment pris au figuré. Voulez-vous le contrôler, le vérifier, observez les jeunes gens au sortir de l'école.

On a vu le bon grain jeté en terre, et l'on s'attend naturellement à le voir germer, pousser et produire fleurs et fruits. On s'aperçoit bien vite, hélas ! qu'il a été semé sur un sol ingrat, stérile et qui, d'ailleurs, reste en friche, car la bêche du travail ne le remue point. Les idées, inculquées par l'instruction classique, n'ont fait que *traverser* l'esprit, elles n'y ont même aucunement séjourné pour y mûrir, s'y développer par les labeurs de la réforme.

Voulez-vous vous convaincre de ceci ? Allez dans le monde, observez dans les salons des hommes de tout âge qui tous ont également le vernis du bon ton. Il vous sera quelquefois impossible de distinquer ceux qui ont passé dix ans sur les bancs du collége et ceux qui, ayant à peine ébauché leur éducation, n'y ont jamais mis les pieds. Aussi un de nos amis avait pleinement raison alors qu'il nous disait un jour : « Quand j'observe de quelle façon la plupart des hommes passent leur jeunesse, je ne suis plus étonné de rencontrer tant de gens qui, à quarante ou cinquante ans, ne signifient rien, n'ont aucune valeur. »

Et ce que nous disons de l'éducation en général, nous pourrions aussi justement le dire de l'éducation médicale en particulier : et nous pouvons citer à l'appui de notre opinion le témoignage d'un homme compétent en pareile matière et que ne récuseront certes pas la plupart de nos lecteurs.

Il y a quelques mois déjà nous soutenions devant quelques confrères que sur *cent* médecins *un seul* à peine, vers la fin de sa carrière, savait autre chose que ce qu'il avait appris sur les bancs de l'école. Comme on se récriait à cette assertion, feu le professeur Bonnet (de Lyon) vint spontanément à notre aide et soutint notre dire de l'autorité de sa parole, de l'autorité de sa longue expérience.

Du reste, ceci ne doit pas étonner ceux, particulièrement, qui ont essayé d'inculquer à quelques confrères des idées nouvelles que ceux-ci n'ont jamais ouïes dans le cours de leurs études classiques (1). Ils crient à la nouveauté, au paradoxe ; c'est incroyable, irrationnel, suivant eux : esprits indolents qui, au lieu de nier, de rejeter des théories, propositions pour eux nouvelles, devraient interroger l'expérience pour les contrôler, les vérifier à la pierre de touche de l'application. Mais ils n'en font rien, et ils ont certes bien raison à un certain point de vue : c'est que, s'ils devaient incessamment remettre en discussion les divers points de la sciences de la science, cela n'en finirait plus, eh ! puis, la science a marché déjà et marchera bien encore sans eux (2). Ils ne veulent pas chaque jour recommencer leurs études, — nouvelle toile de Pénélope ; — car ils ont eu tant de peine à les faire ces études ! Comme si faire ses études consistait à entasser pêle-mêle dans sa mémoire toutes les connaissances contemporaines, sans les contrôler, sans les digérer jamais.

Mais à ces esprits éternellement stationnaires, il restera du moins une consolation, celle de mériter pleinement cet éloge que notre grand poète comique met dans la bouche d'un père louant son fils :

« Mais sur toute chose ce qui me plaît en lui et en quoi il suit mon exemple, c'est qu'il s'attache aveuglément aux opinions de nos anciens, et que jamais il n'a voulu comprendre ni écouter les

(1) « Quel est celui qui pourra, par les meilleures raisons, se laisser dépouiller tout-à-fait de ces anciennes opinions, de toutes les connaissances et de tout le savoir qu'il a eu tant de peine à acquérir, par les travaux constants de toute sa vie, et se résoudre à adopter des idées nouvelles ? — Les raisonnements les plus sévères et les plus concluants ne pourront pas autrement le convaincre que le vent ne pourra déterminer le voyage de la fable à quitter son manteau. » LOCKE.

(2) « Il faut une spéciale faveur du ciel, et ensemble une grande et généreuse force et fermeté de nature, pour remarquer l'erreur commune que personne ne sent, s'aviser de ce de quoi personne ne s'avise et se résoudre à tout autrement que les autres. » CHARRON.

raisons et les expériences des prétendues découvertes modernes, touchant la circulation du sang et autres opinions de la même farine. »

Que se passe-t-il, au contraire, chez ceux qui ont à cœur de faire fructifier la semence qu'a déposé en eux l'instruction classique ?

Pour eux, l'éducation *passive* achevée, l'éducation *active* commence. Au lieu de laisser leur esprit s'amollir dans une nonchalante oisiveté ou se distraire par les plaisirs, les préoccupations matérielles, ils se mettent silencieusement à recommencer, à reprendre leur instruction par le pied ; et, si l'on nous permet cette expression en faveur de sa justesse, ils tamisent toutes leurs connaissances acquises, y ajoutant, en retranchant, suivant le besoin (1).

Mais cette seconde éducation se fait-elle toute dans leur esprit, sans aucune manifestation extérieure ? Non certes, car il ne suffit pas de réfléchir beaucoup, de donner même une conclusion très-nette à ses réflexions ; il faut encore les formuler, — au moins pour soi, — c'est-à-dire leur donner un corps, une existence, une *forme* (2). Sur ce point, Schiller exprimait très-bien la différence qu'il y a entre les esprits vulgaires et les esprit d'élite, alors qu'il écrivait à Gœthe : « Rêver à nos idées est pour nous une activité suffisante, mais vous, vous n'êtes point satisfait que vous n'ayez donné aux vôtres le corps et l'existence. »

(1) « Hélas ! sous une forme ou sous une autre, chacun a ses nuages et ses brunes dont il faut se dégager. Toute la vie est une marche vers la lumière. Pour la société comme pour les individus, il y a des saisons et des climats redoutables. »

SAINT-RENÉ TAILLANDIER.

(2) La beauté d'une œuvre est tellement inhérente à son expression matérielle, à la *forme* que lui a donnée son auteur, son *Créateur*, qu'Homère, par exemple, qui est immortel en grec, ne le sera jamais en Français, en Allemand, ni en aucune autre langue étaangère. Aussi les Italiens ont-ils grandement raison de dire : *tradutore, traditore*.

En effet écrire ses idées ou les produire par la parole est chose presque nécessaire pour les posséder complètement : autrement on n'en a qu'une intuition vague, incertaine. Jean-Paul rend notre pensée avec autant de netteté que de concision dans le passage suivant :

« Je l'ai déjà dit bien souvent aux instituteurs, mais on ne saurait assez le leur répéter : écouter et lire fortifie moins l'esprit qu'écrire et parler. Le premier cas ressemble à la conception de la femme, où la faculté de recevoir est seule mise en mouvement ; le second, semblable à la production de l'homme, révèle les forces créatrices. *Lire, c'est quêter ; écrire, c'est battre monnaie.* »

Or, écrire et parler, n'est-ce pas enseigner d'une façon plus ou moins publique, suivant le nombre d'auditeurs ou de lecteurs auxquels on s'adresse ?

Ceci bien compris, on verra que Bordeu aussi abondait dans le sens de Jean-Paul ; Bordeu répondant à de jeunes médecins studieux qui lui demandaient la meilleure manière de s'instruire : « Faites des cours. — Sur quoi ? — Sur ce que vous ne savez pas (1). »

Et maintenant comprend-on clairement, — et nous ne sommes pas le seul à le soutenir, — que l'enseignement instruit tout d'abord celui qui le donne ? Nous avons dû le démontrer pour signaler, sous un nouveau point de vue, l'utilité, l'importance de l'institution des *privat-docenten.*

Un telle institution est favorable, tout à la fois, à l'éducation de ces jeunes professeurs, et au développement de la science sur des bases plus solides et dans des proportions plus élevées.

En effet, « on ne peut méconnaître que l'enseignement n'exerce

(1) « Car, comme disait un grand homme de lettres, la bonne façon d'apprendre, c'est d'étudier, la meilleure, c'est d'écouter, *et la très-bonne, c'est d'enseigner.* »

Saint François de Sales.

sur l'intelligence des hommes l'influence la plus salutaire. Le savant, qui travaille dans l'isolement de son cabinet, ou de son laboratoire, est malgré lui, et quoi qu'il fasse, entraîné à se méprendre sur ses propres travaux. Quand on vit toujours renfermé dans un certain cercle d'idées, il est impossible qu'on n'y attache pas une importance beaucoup plus grande que celle qu'elles ont réellement ; et que, par conséquent, on ne finisse par les voir sous un point de vue faux parce qu'il est exclusif. Mais donnez au savant une chaire, un auditoire, le professeur intelligent verra dans l'attention, dans le maintien de ses élèves l'approbation ou l'improbation la plus certaine de ses idées, et trouvera ainsi dans son enseignement même un guide souvent nécessaire et toujours utile à consulter. D'ailleurs, la nécessité d'embrasser dans un nombre restreint de leçons toutes les matières qui constituent les éléments d'une des parties de la science, oblige le professeur à revoir constamment ces éléments dans leur ensemble, à en chercher la liaison et l'enchaînement, par conséquent, à en trouver les imperfections et les lacunes. Son esprit est toujours ramené vers la recherche des théories scientifiques, qu'il serait souvent conduit à négliger pour s'abandonner à l'attrait irrésistible des travaux de pure observation et d'expérience. Aussi, parmi les hommes qui se sont illustrés dans la science, y en a-t-il peu qui se soient formés en dehors du professorat, et il est certain que beaucoup de théories scientifiques ont pris naissance dans la chaire même du professeur aussi bien que dans le laboratoire du savant (1). »

Nous ne parlerons que pour mémoire des professeurs *extra-ordinaires* qui existent, non à l'état d'exceptions, n'ayant qu'un titre honorifique ou des fonctions provisoires : titre et fonctions dont on les gratifie en guise d'encouragement, comme témoignage d'estime ou dans des cas d'urgence ; car nous avons dit plus haut qu'ils

(1) Camille Dareste, Revue germanique, t. V, p. 234-5.

correspondaient à nos professeurs agrégés, ou mieux à nos professeurs suppléants. On les choisit parmi les privat-docenten.

Les professeurs *ordinaires* se recrutent, comme les précédents, dans cette pépinière de jeunes *privat-docenten*. A ce titre, ils ont pu se développer, se former et faire publiquement reconnaître leur capacité : ce qui constitue la meilleure garantie pour le recrutement des chaires officielles. Comment choisit-on, comment nomme-t-on ces professeurs *ordinaires* ? Le voici.

Un *privat-docent* se fait-il remarquer parmi ses collègues par un esprit scientifique investigateur, par son talent d'exposition ou par ses écrits, son nom est répété avec estime d'abord dans l'Université où il professe, puis, de proche en proche, dans les universités voisines et bientôt, d'échos en échos, dans toute l'Allemagne savante, — cette confédération d'universités, beaucoup plus unie et plus remarquable que l'autre.

Un chaire officielle vient-elle à vaquer, on songe à remplacer dignement celui qui l'occupait, et aussitôt tous les yeux de se tourner vers le *privat-docent* qui s'est distingué entre tous ses collègues. Le sénat universitaire lui fait demander officiellement s'il acceptera la chaire vacante à telles conditions, à tels honoraires ; et, sur une réponse affirmative, il la lui offre officiellement. Alors, dernière formalité, il le présente à l'approbation de l'autorité qui, habituellement, confirme le choix du sénat en nommant son élu professeur *ordinaire*, c'est-à-dire titulaire.

Quelquefois, — et ceci est l'exception, — les étudiants de l'Université, empiétant sur les droits du sénat, proposent eux-mêmes à l'adoption de l'autorité un professeur de leur choix, et l'autorité.... l'accepte. Le fait s'est vu, entre autres, à Leipzig ; voici dans quelles circonstances.

Clarus, professeur de clinique médicale, homme âgé et quelque peu valétudinaire, une année se prit à dire à ses élèves, à la fin de son cours scolaire : « Messieurs, je m'aperçois que mes forces ne répondent plus à mon zèle, je vais aux eaux, essayer de rétablir ma santé ; si mon voyage n'a pas de résultat heureux, je crains bien de ne pouvoir, l'an prochain, vous conduire sur le chemin de l'observation. »

Trois à quatre ans de suite, ce professeur termina son cours par la même allocution, et toujours sans donner sa démission. Les étudiants désappointés, et pour bonne raison, paraît-il, de ne point le voir remplir sa promesse, délibérèrent entre eux, conclurent à son rejet et à son remplacement par le *privat-docent* Oppolzer, depuis professeur *ordinaire* à Vienne. Ils proposèrent celui-ci à l'adoption de l'autorité ; celle-ci confirma officiellement leur choix, très-digne, du reste, et la mise en retraite du professeur valétudinaire, qui ne pouvait plus convenablement occuper sa chaire.

Pourquoi donc, dans cette circonstance, les membres du sénat devançant les élèves, n'avaient-ils point provoqué la mise à la retraite de Clarus ? C'est qu'ils avaient pour leur collègue des égards, des ménagements qu'ils espéraient fort bien réclamer plus tard, à leur tour, si besoin en était. Les étudiants, qui n'avaient pas cet esprit de corps, prirent donc fort à propos l'initiative du rejet de ce professeur impotent, en observant que ces considérations toutes personnelles tournaient au détriment de leur instruction, partant au détriment de la science et des malades ; et l'autorité, avec raison, justifia leur conduite en sanctionnant officiellement leur initiative.

Si en France l'autorité aussi tolérait, approuvait une telle initiative de la part des élèves, combien de fois n'auraient-ils pas occasion de l'exercer ? — en France, où malheureusement, comme nous le disions plus haut, l'enseignement supérieur tend de plus en plus à devenir une *position de retraite* pour les invalides de la science.

Les Universités allemandes ne sont pas toutes sur le même rang. On peut bien les diviser, quant à leur importance, en trois catégories. Dès lors il paraît tout naturel de voir les professeurs d'une Université de second ordre, désirer passer à une Université de premier ordre ! — Heureux stimulant qui entretient leur ardeur scientifique.

Cette considération seule suffirait pour renverser les vœux ou les craintes de ceux qui désirent ou redoutent la suppression des Universités de second et de troisième ordre, pour voir, à leur place, l'enseignement supérieur se concentrer dans trois ou quatre villes. Ces Universités ont été et seront toujours, sans aucun doute, des pépinières où se formeront, se développeront et se feront connaître tous les hommes remarquables dans les fonctions de *Privat-docenten* ou de professeurs *ordinaires*. « Les réputations hors ligne leur échapperont toujours à un moment donné, c'est-à-dire, précisément, dès qu'elles paraîtront hors ligne ; mais elles ne les auront pas moins possédées, et souvent à leur meilleure période, car la jeunesse et la verdeur ont aussi quelque prix dans l'enseignement (1). » D'ailleurs, les étudiants, dispersés dans un grand nombre de villes, seront moins nombreux dans chaque centre, et, partant, plus fréquemment sous l'œil de leurs maîtres et en rapports journaliers avec eux ; — relations incontestablement toutes à l'avantage des élèves.

Ces Universités secondaires auront donc toujours leur raison d'être, et dans l'intérêt de ceux qui enseignent et dans l'intérêt de ceux qui sont enseignés ; raison d'être consacrée par la tradition et justifiée par l'expérience de nos jours.

Dès lors aussi, on devine que les professeurs d'une Université supérieure sont choisis parmi les professeurs des Universités secondaires, bien plus souvent que dans cette riche pépinière de *privat-docenten*, premier échelon du professorat.

Quand, dans une petite ou moyenne Université, la réputation d'un professeur est bien établie, que son enseignement est devenu populaire, les grands centres, Berlin, Vienne, Munich, Leipzig, lui

(1) Revue germanique. Un correspondant.

font des offres brillantes, et l'Université dans laquelle il a grandi le voit partir, hélas ! Le traitement des professeurs n'est pas soumis en Allemagne à des règles fixes comme en France. « On se les dispute, dit un correspondant de la REVUE GERMANIQUE, on se les dispute presque comme des ténors, et j'en connais qui se font des revenus de première danseuse. A Dieu ne plaise que je m'en afflige ! J'aime à voir, au contraire, les gouvernements estimer la science à ce prix ; mais, dans ce steeple-chasse aux talents, dans cette enchère des renommées universitaires, les petits et les faibles ont le désavantage, comme dans tous les steeple-chasses. » En effet, quand les grandes Universités citées plus haut veulent conquérir un professeur, elles le conquièrent inévitablement, à moins que de très-fortes raisons de famille ou d'habitude ne fassent échouer la négociation. Il n'est pas rare, néanmoins, de voir des hommes illustres refuser par trois et quatre fois les chaires les plus enviées, les mieux rétribuées ; — bel exemple de désintéressement, d'amour de la science, ou... de manque d'ambition ?

Ainsi Scanzoni, qui occupe la chaire d'accouchement, à Wurtzbourg, a refusé la même chaire à Berlin (prise depuis par Martin, d'Iéna). Et quelle condition pensez-vous qu'il ait imposé au gouvernement bavarois qui voulait le conserver ? Une augmentation de ses émoluments ? des honneurs, etc., etc. ? Nullement. Pour toute condition, il a demandé qu'on lui construisît un nouvel hôpital d'accouchement à la place de l'ancien, — depuis détruit et ainsi remplacé ! Aussi, le roi de Bavière, appréciant dignement une telle conduite, a récompensé cet homme aussi désintéressé pour lui qu'intéressé pour la science et les malades, en lui accordant une décoration et la noblesse personnelle.

Autre exemple :

Ried, professeur de clinique chirurgicale, à Iéna, a refusé successivement trois ou quatre chaires mieux rétribuées que la sienne : Erlangen, Wurtzbourg, etc. A chaque offre nouvelle, vous pressentez déjà ce qu'il demandait à son Université, à son gouvernement :

l'agrandissement de son hôpital; agrandissement chaque fois obtenu. A plusieurs reprises, le duc de Saxe-Weimar rendit visite à Ried, pour honorer sa belle conduite, et le remercia d'avoir bien voulu rester à Iéna.

N'avions-nous pas raison de dire plus haut qu'en Allemagne, aussi bien qu'en France, il y a un amour désintéressé des choses de l'intelligence ? En voulez-vous d'autres preuves ? Observez, dans les deux pays, les habitudes traditionnelles des professeurs vis-à-vis de la clientèle. Et vous constaterez que les seuls professeurs de clinique, en Allemagne, se permettent d'exercer la médecine en ville, et encore pas tous (1). Ajoutons même que, dans quelques villes, à Dantzick, par exemple, il est défendu aux médecins des hôpitaux de faire de la clientèle.

En Allemagne, si les médecins distingués envient une chaire, c'est pour avoir, grâce aux émoluments qui y sont attachés, c'est pour avoir le loisir, la facilité de vulgariser ou de faire progresser la science.

En France, règle générale, toute chaire, celle-là même dont l'enseignement théorique éloigne le plus l'esprit de la pratique, toute chaire attire, sur celui qui l'occupe, l'attention publique, et, par par contre, bon gré mal gré, lui amène une brillante clientèle.

En Allemagne, chaque professeur s'efforce de justifier, d'honorer son titre par ses travaux, ses découvertes scientifiques.

En France, les professeurs, — c'est la coutume nationale, et c'est là leur excuse, — les professeurs, même contre leur volonté, voient leurs titres servir en quelque sorte d'appât pour affriander les clients.

En dressant ce parallèle entre les professeurs allemands et français, nous n'avons voulu pas plus critiquer les uns que louer les autres,

(1) A l'Ecole vétérinaire de Lyon, aussi, il est d'usage que le seul professeur de clinique pratique la médecine en ville.

mais seulement exposer, en fidèle historien, et, par une sorte d'antithèse, mettre en relief la conduite, les habitudes des membres des Universités de l'Allemagne. Simple rapporteur, narrateur exact, telle est ici notre seule ambition.

Après avoir remarqué à l'avantage de qui tourne ce parallèle, on ne s'étonnera plus, espérons-nous, que, dans notre pays, les souverains n'aillent pas, comme en Allemagne, rendre visite en personne à nos célébrités universitaires. On en a deviné la raison, mais il en est encore un autre motif : c'est qu'en France, — et cela tient probablement à notre esprit plus militaire que scientifique, — c'est qu'en France les souverains ne se considèrent pas, à l'exemple des potentats allemands, comme de simples citoyens, dans cette grande république des lettres qui relie toutes les intelligences du monde entier. Dès lors ils n'ont et ne doivent pas même avoir la pensée de témoigner publiquement leur estime à leurs illustres concitoyens de cette autre patrie.

Il existe en Allemagne un autre mode de nomination des professeurs, mode qu'on ne soupçonnerait guère en France, où pourtant il est appliqué quelquefois, très-rarement, peut-être deux ou trois fois par siècle, alors que les progrès de la science y obligent impérieusement les gouvernements.

De l'autre côté du Rhin, quand un savant a développé certaines branches de la science, constitué une spécialité scientifique, ou fait une importante découverte qui ouvre à l'esprit humain un nouvel horizon, on crée pour lui une chaire où il puisse enseigner ce qu'il a perfectionné ou découvert. Ainsi furent créées, à Vienne, la chaire d'anatomie pathologique pour Rokitansky ; la chaire de clinique syphilitique pour Sigmund ; et, récemment, à Berlin, si nous sommes bien informé, la chaire de clinique ophthamologique pour de Graefe fils.

C'est aussi à Berlin que, vers 1830, fut créée, sinon occupée, une chaire pour l'oculiste Schlesinger, qui devait y enseigner, vulgariser sa belle découverte : le traitement des affections des yeux par les lunettes. Mais, pendant qu'il étudiait pour acquérir ses grades (il n'était pas médecin) et se mettre à même de pouvoir enseigner, une question divisa les médecins et professeurs de Berlin en deux camps ; l'éternelle question qui a divisé et divisera toujours les hommes en ceux qui, suivant le mot d'ordre des Jankee, *go ahead*, veulent aller en avant et ceux qui veulent aller en arrière. Ces derniers ne l'emportèrent certes pas, mais Schlesinger, irrité de leur opposition, de leurs calomnies, quitta Berlin, quitta la Prusse, et, quoique sans ressources, vint à Paris. L'ambassadeur de Prusse en France le manda plusieurs fois auprès de lui, dans l'intention secrète de le faire retourner à Berlin. L'oculiste, devinant le but de ces prévenances, ne voulut plus revoir son ambassadeur, cédant ainsi à son caractère artiste, partant fantasque.

Qu'on nous permette, à cette occasion, de signaler une grave erreur qui court le monde médical, et cela à propos d'*accommodation* des verres de lunettes aux yeux de chaque personne. Il semble que ce soit chose très-simple, très-connue, si connue, que..... tous les médecins l'ignorent, à commencer par les spécialistes. Quand on a prononcé le mot *accommodation*, on croit avoir tout dit ; on a tout dit, en effet, au malade, car, dès lors, c'est lui-même, non son oculiste, qui doit choisir des verres pour ses yeux infirmes. Il les choisit donc, mais assez mal, toujours mal, pourrions-nous ajouter, attendu que, règle générale, tout malade est *incompétent* pour se choisir des lunettes appropriées à sa vue. Ses yeux, par exemple, réclament-ils des verres convexes, il les choisira constamment trop faibles (pas assez convexes), dès lors sa vue s'affaiblira inévitablement ! C'est donc son médecin qui devrait les lui choisir, mais il en est incapable ; les oculistes le sont bien, à plus forte raison les opticiens toujours consultés, toujours écoutés en pareille occurrence. Citons un fait qui prouvera l'ignorance commune à ce sujet :

Il y a douze ans environ, feu le professeur Bonnet (de Lyon) avait prié Schlesinger de vouloir bien traiter dans son service quelques malades ayant diverses affections des yeux, particulièrement l'amblyopie, l'amaurose. Schlesinger vint donc à l'Hôtel-Dieu, et se mit à soigner à sa façon les malades qu'on lui avait choisis. Il les amenait au grand jour, leur examinait attentivement les yeux, puis dans une petite boîte prenait deux verres de numéro différent, qui lui semblaient appropriés à chaque œil. Ensuite, comme pour confirmer, contrôler son choix, avec ces lunettes il faisait lire au malade cinq à six lignes, lui ôtait les lunettes et regardait l'effet que cette courte lecture avait produit sur chaque œil ; suivant le résultat, il changeait un verre, les deux verres, et ainsi de suite faisait-il, à deux ou trois reprises différentes, jusqu'à ce que le malade, et surtout lui, fussent satisfaits de son choix. Il continuait l'application de sa méthode sur un second, un troisième malade, sans mot dire, gardant un silence imperturbable devant les élèves, les médecins, suivant la clinique et devant le professeur lui-même, qui, tous vainement, l'assiégeaient de questions, regardaient de leurs yeux ce que faisait l'oculiste prussien, mais toujours sans y rien voir, sans y rien comprendre ; et ils étaient encore bien plus étonnés quand les jours suivants ils apprenaient que les malades ainsi traités avaient les yeux *fortifiés*, non fatigués, après avoir lu le temps indiqué (1).

Voilà un fait qui prouve, ce nous semble, que si, règle générale, les médecins connaissent ou croient connaître la théorie de l'*Accommodation*, ils en ignorent complètement l'application. Avis aux esprits investigateurs qui cherchent à refaire cette découverte, perdue par la mort récente de l'inventeur (à Toulouse, le 18 février 1858).

On a récemment agité la question des *spécialités* dans le but avoué ou non d'obtenir des chaires officielles pour d'illustres personnalités. Si la Faculté de Paris s'est refusée obstinément à l'introduction de nouvelles sections dans son enseignement, la faute en

(1) Nous connaissons un médecin guéri d'une amblyopie par Schlesinger, qui présentement a les yeux *reposés*, *fortifiés*, après avoir lu, même sans lunettes ; car il ne se sert plus de celles-ci depuis huit à dix ans, époque à laquelle il achevait son traitement.

est aux spécialistes qui, pour la plupart, s'y sont pris très-maladroitement. En effet, au lieu de questions de personne, ils auraient dû mettre en avant des questions de principes. Il leur fallait résoudre préalablement des problèmes de méthodologie et de pathologie générales. Ils devaient d'abord définir, tout en les distinguant : 1° la maladie, 2° le symptôme, 3° la lésion, l'affection. On leur a reproché avec raison d'avoir confondu l'organe lésé avec la maladie, d'avoir établi des spécialités d'après des divisions anatomiques et non d'après des divisions pathologiques.

« Il est vraiment singulier que les hommes les plus habiles à reconnaître l'unité des maladies aiguës ; la fièvre typhoïde, par exemple, s'égarent complètement dès qu'il s'agit de reconnaître l'unité pathologique dans les maladies chroniques. S'ils guérissent un malade atteint de fièvre typhoïde, ils savent très-bien qu'ils ne le guérissent pas de vingt maladies différentes, bronchite, entérite, pneumonie, méningite, etc. ; de vingt lésions différentes, ulcères intestinaux, foyers hémorrhagiques, ramollissement splénique, etc. Ils ne le guérissent que d'une seule maladie, la fièvre typhoïde. Mais s'ils guérissent un dartreux de gastrite chronique avec vomissements noirs, ou un scrofuleux de la phthisie, ils ne manquent pas d'affirmer qu'on peut guérir le cancer de l'estomac, la phthisie pulmonaire essentielle, et pour preuve ils citent ce dartreux ou ce scrofuleux guéris. En définitive, ils n'ont guéri qu'une des lésions si nombreuses de la dartre ou de la scrofule.

« La spécificité des affections (lieux affectés) n'a d'autre cause en général que la nature différente des maladies. Les ophthalmies dites spécifiques sont les symptômes de la scrofule, de la syphilis, de la dartre, de la goutte, etc. » (Dr Bazin).

Qu'est-il arrivé ? L'autorité, dans les divisions du service hospitalier, a subi l'influence de ces tristes doctrines organopathiques. Aussi voyez-vous, par exemple, la syphilis primitive soignée à l'hôpital du Midi, la syphilis secondaire à l'hôpital Saint-Louis, la syphilis tertiaire (affections des articulations, des os, gastrite, phthisie et aliénation mentale syphilitiques), dans les divers services de médecine ou de chirurgie des hôpitaux ordinaires, ou dans les hôpitaux spéciaux d'aliénés.

On en use de même avec la scrofule, avec la dartre, avec la syphilis. Écoutez plutôt M. Bazin : « La scrofule généralisée, les scrofulides, la cachexie scrofuleuse, sont admises et traitées à l'hôpital Saint-Louis ; la scrofule primitive, les manifestations uniques, isolées de la scrofule se trouvent répandues dans les divers services chirurgicaux des hôpitaux de Paris. La mortalité dans notre service de srcofuleux est quelquefois effrayante. A quoi cela peut-il tenir ? Uniquement à cette seule circonstance que nos malades nous arrivent souvent dans un degré fort avancé de cachexie, après huit ou dix mois d'un séjour inutile dans l'un des services chirurgicaux de la capitale où l'on ne s'est occupé que de la lésion et nullement de la maladie.

« Le dartreux vient à l'hôpital Saint-Louis pour y nettoyer sa peau, pour se *blanchir*, selon sa propre expression. Puis il va mourir asthmatique ou d'une hépatite chronique, d'ulcères intestinaux, d'hydropisie, etc., dans l'un des hôpitaux du centre, de sorte que nous manquons d'une histoire complète et générale de la dartre. »

Si l'administration hospitalière poussait jusqu'au bout l'application de ces doctrines organopathiques, elle devrait créer autant d'hôpitaux spéciaux que chaque maladie chronique a de *périodes*, a de *formes* différentes ; et même autant que le corps humain a d'organes. Car nous avons des spécialistes pour les maladies des yeux, des oreilles, de la vessie, de l'utérus, etc., comme si ces organes avaient des maladies indépendantes du reste du corps ! Chacun sait que les symptômes, lésions, affections que présentent ces organes relèvent qui de la scrofule, qui de la syphilis, qui de la goutte, etc.

Cette digression ne sera pas trop longue si nous avons suffisamment montré à nos lecteurs à quelles funestes conséquences pratiques entraînent de fausses doctrines, des erreurs en médecine générale, — erreurs représentées dans l'enseignement officiel par la division de la pathologie en pathologie *interne* (!) et pathologie *externe* (!). Il y a bien des symptômes, lésions, affections *internes*, *externes*, mais nous ne savions pas qu'il y ait des *maladies* constituant, qui une pathologie *interne*, qui une pathologie *externe*.

Et en serait-il ainsi, la scrofule, par exemple, qui produit d'une part la phthisie, de l'autre des tumeurs blanches, appartiendrait donc tantôt à la pathologie interne, tantôt à la pathologie externe? Déplorable confusion!... Nous la devons aux organiciens qui, prenant la partie pour le tout, ont *inventé* la pathologie interne et la pathologie externe : ils ont de la sorte commis une classification des lésions, croyant faire une division des maladies.

En résumé, nous pensons que la Faculté de Paris agit fort judicieusement en repoussant de son sein les spécialistes qui basent leur enseignement théorique et pratique, non plus sur des unités pathologiques (syphilis, scrofule, dartres, etc.), mais sur des unités anatomiques, organopathiques (affections des yeux, des oreilles, de l'utérus, de la vessie, etc. (1).

Nous avons vu tout à l'heure un des correspondants de la *Revue Germanique* comparer assez lestement les professeurs aux ténors et aux premières danseuses. Il avait raison au point de vue du traitement, lequel, pour eux, varie presque autant que pour ces artistes de l'opéra ; seulement, à notre connaissance, le chiffre des émoluments n'atteint jamais une limite aussi élevée.

Habituellement, les professeurs de médecine sont mieux rétribués que ceux de droit, de théologie, etc,

Il y a deux sortes d'émoluments : ceux provenant de l'Université, de l'Etat, comme en France, et ceux provenant des élèves. Les premiers ne sont guère plus fixes que les derniers.

(1) Voir la publication de M. le docteur P. Diday sur les *spécialités*.

Les émoluments provenant de la première source varient suivant les Universités, et, en outre, suivant la réputation de chaque professeur, qui, naturellement, est d'autant plus rétribué qu'il a été plus envié, disputé par plusieurs Universités importantes. Un homme vraiment remarquable parcourt bien vite les échelons du professorat, et, bien vite aussi, passe des Universités de troisième et de second ordre, à l'une des Universités de premier ordre, Berlin, Vienne, etc. où une chaire est considérée pour les professeurs allemands comme un bâton de maréchal. Si on nous demandait de fixer le chiffre de ces émoluments, nous ne pourrions le faire, même approximativement, qu'en passant en revue toutes les Universités allemandes; mais, en résumé, nous pouvons dire que ces émoluments peuvent aller de 1,200 (1) à 8 ou 10,000 francs par an. Mais quelquefois ce dernier chiffre est dépassé d'une façon considérable pour tel professeur, et cela grâce à sa réputation, au nombre de ses élèves et à son activité — car il peut faire autant de cours par an qu'il veut, et pendant autant d'heures par semaine qu'il lui plaît. — Citons, à titre d'exemple, le célèbre physiologiste Müller, dont Berlin déplore la perte récente. Il recevait 4 à 500 thalers (un thaler=3 fr. 75 c.) comme membre de l'Académie, 8 à 900 thalers pour des expériences, 2,000 thalers de l'État et 3,000 thalers de ses élèves ; ce qui lui constituait, somme totale, 24,000 fr. d'honoraires. Mais aussi, combien faisait-il de cours par an, professait-il d'heures par semaine ? Il faisait pendant les neuf ou dix mois de l'année scolaire :

1° Un cours complet d'*Anatomie descriptive théorique et pratique* ;

2° Un cours complet de *Physiologie ;*

(1) Cette somme représente une plus grande valeur en Allemagne qu'en France ; car, de l'autre côté du Rhin, la vie est moins chère, particulièrement dans certains pays, tels que la Bavière.

3° Un cours complet d'*Anatomie comparée ;*

4° Un cours complet d'*Anatomie pathologique*,

répartissant ses leçons comme il suit pendant les six jours de la semaine :

Semestre d'hiver :

8 h.-12 h. Dissections.

2 h. - 4 h. Anatomie théorique.

Semestre d'été :

8 h. - 9 h. Physiologie.

9 h.-10 h. Anatomie comparée.

2 h. - 4 h. Anatomie pathologique.

En écrivant ceci, nous sommes persuadé d'avance — et cela ne peut nous étonner — que notre récit trouvera bien des incrédules en France, où, d'ordinaire, un professeur peut à peine faire deux à trois heures de leçons par semaine pendant un seul semestre, et enseigner complètement en deux ou trois ans *une seule* des quatre sciences plus haut indiquées. Il est vrai de dire pour son excuse, que le plus souvent le temps de ce professeur, contre la coutume allemande, est absorbé par la clientèle, et que, du reste, les hommes ayant l'activité dévorante de Müller sont rares, même en Allemagne. D'autre part, les étudiants français n'auraient probablement point la patience germanique pour répondre à une telle activité.

Quant aux honoraires que les professeurs reçoivent des élèves, ils varient suivant les Universités ; ainsi, dans telle Université, ceux-ci paient pour un cours d'un semestre fait :

2 fois par semaine	....	20	fr.
3 id. id.	....	40	»

4 id.	id.	....	60 »
6 id.	id.	....	80 »

Dans telle autre, ils paient pour un cours d'un semestre à raison de 5 francs l'heure par semaine. Ainsi :

Un cours de trois heures par semaine........	15 fr.
Un cours de six heures..........................	30 »

Dans une troisième Université, chaque cours est de 1 à 2 frédérics d'or. (21 fr. 25 c. à 42 fr. 50).

Dès lors que chaque élève paie le cours d'un professeur, celui-ci voit augmenter le chiffre de ses honoraires avec le nombre de ses élèves. Au stimulant de l'amour-propre vient s'ajouter celui de l'intérêt, ce qui doit naturellement exciter chaque professeur à mieux préparer, à mieux faire ses leçons pour s'acquérir un nombreux et brillant auditoire.

Dans le cours de nos études, nous avons remarqué que les cours payés étaient suivis plus assidûment par les élèves et mieux soignés par les professeurs. Nous pouvons en conclure, ce nous semble, que, en France, beaucoup d'amphithéâtres seraient moins déserts et autant de cours moins assoupissants, si les élèves payaient chacun leur professeur. En effet, suivant toute probabilité, celui-ci ferait mieux ses leçons, sinon par intérêt, au moins par égard pour ses auditeurs lui apportant leur argent et leur confiance.

Les professeurs *ordinaires* reçoivent encore d'autres honoraires des élèves, ceux provenant des frais d'examen, de thèse et du droit d'immatriculation dans le corps de l'Université.

Les professeurs *ordinaires* sont tenus de faire un cours gratuit ; les professeurs *extra-ordinaires* et les *privat-docenten* n'y sont point obligés. Du reste, ces règlements, usages, varient quelque peu suivant les Universités. A Vienne, par exemple, nous pouvions chaque jour suivre huit leçons cliniques sans débourser un kreutzer (1).

III.

Les Étudiants.

Nous disions plus haut que chaque Université constituait, pour ainsi dire, un État dans l'État, jouissant — autrefois surtout — de l'autonomie la plus complète. Pour bien dessiner la position respective de tous les éléments de ce gouvernement en miniature, nous avons raconté que le pouvoir délibérant était représenté par le sénat universitaire, et le pouvoir exécutif par le recteur. Il nous reste maintenant à parler des agents subalternes de ce pouvoir, appariteurs, massiers, etc., et finalement des sujets qui ne sont autres que les étudiants des diverses Facultés.

Tous ces étudiants ne relèvent, ne sont justiciables que du sénat et, en cas de délit, ne peuvent être arrêtés que par les appariteurs de l'Université : aussi est-ce bien impunément qu'ils narguent les sergents de ville, lesquels ne peuvent mettre la main sur eux. Parfois les jeunes médecins allemands, qui vont étudier dans les Universités étrangères, s'imaginent trouver là les mêmes règlements que dans leur pays et agissent en conséquence, ce qui leur procure de singulières mésaventures, — témoin ce jeune docteur prussien qui, nouvellement arrivé à Paris, crut qu'il était là aussi de bon ton de se moquer des sergents de ville. Ceux-ci l'arrêtèrent bel et bien et le conduisirent au corps-de-garde. Le président de la Société médicale allemande intercéda pour lui auprès de l'Autorité en faisant observer très-justement que ce jeune homme ne s'était conduit ainsi que parce qu'il croyait les règlements de l'Université de Paris semblables à ceux des Universités allemandes. Le délinquant fut relâché sous promesse qu'il n'y retournerait plus. Il ne dut pas récidiver, en effet, car, aussitôt libre, il repassa le Rhin, fuyant nos Universités inhospitalières — pour les équipées du jeune âge.

On comprend que les étudiants ainsi dotés d'une justice et d'une police toutes spéciales pour eux, soient portés à se considérer comme une classe à part et, par leur instruction chaque jour croissante, bien au-dessus des bourgeois : aussi, la présomption naturelle à la jeunesse aidant, sont-ils disposés à avoir quelque peu de dédain pour ceux-ci,— à peu près comme, sous le premier empire, les militaires en avaient pour les *pékins*. — Mais d'ordinaire, étudiants et bourgeois vivent en assez bonne harmonie, particulièrement dans les petites villes sans commerce ni industrie où les premiers font en quelque sorte vivre les seconds. Telles sont Halle, Iéna, etc., où bourgeois, étudiants et professeurs ne peuvent jamais s'éviter ; aussi règne-t-il parmi ces divers membres de la société une sorte d'intimité qui ne peut exister dans les grands centres, à Berlin, à Vienne, par exemple, où les étudiants sont perdus dans la foule. Du reste, dans toutes les Universités, mais particulièrement dans celles de la province où survit plus complètement la familiarité des anciens temps, il y a un échange journalier de bons procédés entre les étudiants et les bourgeois. Le titre d'étudiant suffit pour vous faire recevoir dans la société. Mais ces jeunes gens ne seraient admis dans aucune maison, si on les voyait vivre avec la légèreté des mœurs françaises (1). C'est du moins ce qui nous a été affirmé.

---

(1) Si nous en croyons des gens bien informés, à Vienne, la ville de l'Allemagne où les mœurs sont le plus relâchées, sur dix étudiants un seul vivrait *à la française*. Or chacun sait qu'en renversant la proportion on serait encore au-dessous de la vérité pour ce qui regarde les étudiants français. Nous ne saurions être plus

Les étudiants allemands, généralement beaucoup moins fortunés que les étudiants français, ont moins d'élégance que ceux-ci, mais plus de propreté et surtout plus de moralité. La différence est si grande sous ce dernier rapport que nous n'osons la signaler exactement, de peur qu'on ne nous croie pas. Du reste, les étudiants allemands n'en ont pas tout le mérite, car cela tient à la différence des mœurs des deux pays.

Que ce soit par suite d'un usage traditionnel, l'habitude de travailler en commun ou par mesure d'économie, toujours est-il que, d'ordinaire, les étudiants allemands s'installent deux par deux dans les chambres garnies, et quelquefois trois et quatre dans la même pièce. Pendant notre séjour à Breslau, — il y a de cela huit ans, — étant un jour invité par un étudiant en philosophie à lui faire visite, nous nous rendîmes à sa demande. Nous le trouvâmes logé avec trois de ses camarades dans la même chambre. C'était une pièce carrée, parfaitement nue et non meublée, si ce n'est quatre chaises et autant de lits placés chacun à un angle de la pièce, et au milieu de l'appartement une table ronde sur laquelle allait être servi un modeste repas qu'une femme de ménage préparait en ce moment pour ses quatre locataires.

Cependant il ne faut pas croire que les étudiants soient tous logés

---

explicite pour montrer, par ce parallèle, que ce qui est la règle de ce côté-ci du Rhin est l'exception de l'autre côté, et réciproquement.

Les Allemands, dont la langue est beaucoup plus riche que la nôtre, ont dû pourtant nous emprunter un mot, — le mot, sinon la chose. Cette expression est même employée par leurs auteurs classiques, témoin ce vers de Schiller que nous avons entendu à Vienne au Théâtre *Allemand* (correspondant au Théâtre-Français de Paris) :

« Du wirdst nicht mein Gemahlin seyn, aber mein *maitresse* ! »

Bien souvent, en étudiant attentivement une langue, on pourrait deviner le caractère, les mœurs du peuple qui la parle.

aussi économiquement. Nous en avons vus qui étaient parfaitement installés, seuls, dans une chambre, avec un lit transformé, le jour, en meuble, suivant l'usage autrichien, ou recouvert d'un édredon comme en Prusse. — Édredon dessus, édredon dessous en guise de matelas. Quand on a passé quelques heures ainsi étouffé entre deux édredons, c'est à se croire dans un bain russe ; nous parlons après expérience, trop souvent renouvelée.

Du reste, que les étudiants allemands soient installés seuls ou deux à deux dans la même chambre, toujours leur logement reluit d'une propreté inconnue de ce côté-ci du Rhin. Sous ce rapport de la propreté, la différence est grande entre les deux pays. A titre de preuve nous pouvons citer le témoignage de gens que leur nationalité devait rendre impartials en pareille occurrence. Il y a quelques années déjà, nous quittions l'Allemagne avec des Athéniens qui avaient fait leur éducation dans les Universités de la Prusse, de l'Autriche et de la Bavière. En parcourant les rues et les divers quartiers de Paris, leur premier mot, leur première exclamation fut de nous dire : « Oh ! que cette ville est sale !... » Et pourtant la capitale n'est pas, que nous sachions, la ville la moins bien tenue de France et de Navarre. Mais ces jeunes gens la comparaient sans doute avec ces villes de l'Autriche qu'ils venaient de quitter, — villes si propres, si propres, qu'on les dirait toutes neuves et achevées seulement depuis quelques semaines.

Si les étudiants sont reçus dans la société, ils reçoivent à leur tour la bourgeoisie et même la noblesse, et cela sans faste et surtout sans frais. Ainsi avons-nous vu les 800 étudiants de Breslau (population, 120,000 âmes) inviter toute la société de la ville à un concert instrumental, et surtout vocal ; concert donné dans un de ces vastes jardins ou salles d'ombrage qui, en Allemagne, sont habituellement attenant aux cafés, aux restaurants. Quatre étudiants, nommés commissaires, occupaient la porte d'entrée pour ne laisser passer que les personnes ayant un billet offert par eux. Une estrade couverte avait été dressée pour les exécutants, tous étudiants. Les invités circulaient dans le jardin ou s'asseyaient aux tables du café et consommaient suivant leur désir, mais toujours à leurs frais. — C'était là la manière dont les étudiants payaient au maître de l'établissement leur location provisoire.

Mais ce ne sont pas seulement des relations de politesse, de société qui unissent les étudiants aux bourgeois, mais bien encore des relations d'assistance d'une part, de reconnaissance de l'autre. En effet, si en France on fait plus particulièrement l'aumône aux ouvriers, en Allemagne on la fait aux étudiants, ces *ouvriers de la science*. Dans notre pays, le gouvernement accorde à quelques élèves de ses colléges une instruction plus ou moins gratuite (bourses, demi-bourses). De l'autre côté du Rhin, ce sont les Universités, les municipalités, les particuliers eux-mêmes qui prennent l'initiative. Le nombre des legs *ad hoc* est si considérable que, dans chaque Université il y en a un *dictionnaire*. Les étudiants arrivent à y participer par quatre voies différentes : 1° par le concours ; 2° par leur parenté plus ou moins rapprochée avec la famille du donateur ; 3° parce qu'ils sont de telle caste (noblesse, bourgeoisie), de telle corporation, de telle cité, de telle commune ; 4° enfin, par la protection, qui est de tous les pays.

Outre ces secours réguliers, périodiques, annuels, les étudiants en reçoivent d'autres aussi nombreux qu'irréguliers. Ainsi, chaque semaine, chaque mois, ils iront dîner, une ou plusieurs fois, dans telle famille, recevront de telle autre un ou plusieurs thalers, florins, — tant il est vrai qu'il faut bien connaître la différence des mœurs pour expliquer ces usages qui choqueraient notre délicatesse, notre susceptibilité toute *française !* — A l'époque où nous étions à Breslau (1852), la ville avait choisi, parmi les huit cents étudiants de l'Université, (en droit, médecine, théologie, philosophie, etc.), cent cinquante des plus nécessiteux, pour leur donner chaque jour à dîner.

Dans la biographie des hommes célèbres en Allemagne, il n'est pas rare d'en voir citer qui n'ont pu achever leurs études que grâce à des secours étrangers. Nous connaissons, entre autres, un confrère, l'auteur d'ouvrages médicaux devenus classiques, qui n'a jamais reçu de sa famille que 22 fr. 50 une première fois, et 2 fr. une seconde fois !

Bien souvent on a peint les mœurs et coutumes des étudiants allemands, — comme celles de notre quartier latin, — mais sous des couleurs par trop romanesques. Ce sont des mœurs de convention, admises dans cette littérature facile que l'on dirait faite exprès pour fausser le goût et travestir l'histoire. En effet, si l'on en croit ces récits fantastiques, les étudiants allemands accoutrés d'un costume théâtral, emploieraient à croiser leurs épées, à rosser bourgeois et sergents de ville, tout le temps qu'ils ne passeraient pas, dans les brasseries, à culotter leurs pipes ou à déguster la bière blanche et brune.

A coup sûr leurs usages diffèrent des nôtres, mais beaucoup moins qu'on ne le dit, surtout depuis quelques années. L'esprit d'association, par exemple, a subi chez eux de singulières évolutions. « Si nous en jugeons par ses dernières manifestations, il tend à une transformation radicale, par la suppression de toutes les formes arriérées. Il y a un mouvement prononcé contre le duel, dont l'usage était si fréquent et l'habitude si fortement enracinée. La séparation entre le bourgeois et l'étudiant disparaît de plus en plus, et ce sont les étudiants eux-mêmes qui demandent la suppression de la juridiction spéciale, qu'ils considéraient autrefois comme un de leurs plus importants privilèges. On peut même trouver qu'ils vont un peu loin dans ce mouvement réformiste, qui est, en général, tout conforme à l'esprit du siècle. Si tous les vœux qu'ils ont soumis, en 1848, à l'assemblée nationale de Francfort avaient été accueillis et mis en pratique, le système séculaire des Universités eût subi une révolution complète, qui n'eût pas été heureuse en toutes ses parties. Ainsi la gratuité de l'enseignement supérieur est assurément une belle chose, mais elle aurait, en Allemagne, la conséquence fâcheuse de détruire une institution éprouvée et consacrée, celle des professeurs libres, des *privatim docentes*, et ce serait grand dommage (1). »

Si vous allez dans les grands centres, à Vienne, à Berlin et jusqu'à Cracovie, vous verrez tous les étudiants ayant la mise de simples bourgeois. Ce n'est que dans les Universités de province (et même dans de grandes villes, Munich, Breslau, etc.), que vous rencontrerez quelques étudiants coiffés de petits bonnets bi ou tricolores ou de casquettes de couleur à visière imperceptible, et vêtus d'une tunique de velours noir chamarrée de broderies plates ou même de brandebourgs. Un plus grand nombre portent en sautoir des rubans bi ou tricolores indiquant la *société* à laquelle ils appartiennent. Un mot sur ces sociétés :

« Avant les guerres de 1813-1815, les étudiants des universités étaient divisées en *Landsmannschaften*, c'est-à-dire en confréries des diverses provinces, et présentaient ainsi une déplorable image du fractionnement du peuple allemand lui-même. Chaque *Landsmannschaft* portait un des noms historiques des tribus allemandes; il y avait des Saxons, des Francs, des Allemands, des Suèves, des Vandales, etc., etc. Pendant la guerre, les membres de ces sociétés s'étaient trouvés réunis dans l'armée allemande. De retour aux Universités après la paix, ils y rapportèrent le sentiment et le besoin de l'unité, et au lieu de reconstituer les *Landsmannschaften*, ils créèrent à Iéna une corporation des étudiants, qui, sans distinction provinciale, devait réunir toute la jeunesse allemande dans un seul corps celui de la *Burschenschaft* (2). D'Iéna, la *Burschenschaft* se répandit dans les autres Universités comme un symbole, et en quelque sorte comme une première réalisation de l'unité nationale. Quand

---

(1) Revue germanique, t. III, p. 414.

(2) Littéralement *Landmannschaft* signifie Société de compatriotes, et *Burchenschaft* société d'étudiants. *Bursch* (prononcez Boursche) est le nom que se donnent les étudiants des Universités allemandes.

les idées libérales furent ensuite répudiées par les cabinets allemands, la *Burchenschaft* fut regardée comme dangereuse, et signalée comme telle dans les mémoires des agents de la Sainte-Alliance. Le meurtre de Kotzebue par Charles Sand lui fut imputé, et acheva de ruiner sa situation publique. Elle fut prohibée partout en Allemagne, et persécutée; ce qui ne l'empêcha pas de subsister dans chaque université sous des formes diverses et d'une façon plus ou moins occulte, maintenant le principe de l'unité jusqu'en 1848, où il parut devoir triompher. Les désenchantements dont se compose l'histoire de l'Allemagne après cette date, lui portèrent un rude coup. En 1849, elle n'existait presque plus. Dans ces dernier temps, elle s'est reconstituée çà et là, le plus souvent sous des noms nouveaux. Les étudiants d'Iéna seuls ont gardé l'ancien nom et encore étaient-ils partagés en trois sociétés diverses, à la date du mois d'août 1858 (1). »

Les francs-maçons, dit-on, ne crurent mieux faire que de s'appuyer sur la jeunesse des universités en s'alliant à la *Burchenschaft* ou même en l'absorbant insensiblement dans leur corps. Cela expliquerait peut-être pourquoi celle-ci, à certains moments, a été poursuivie par quelques gouvernements et, de nos jours, a disparu presque complètement, au moins de nom.

En France, on parle beaucoup d'association parce qu'on en sent le besoin et qu'on ne la pratique pas. En Allemagne, comme en Angleterre, on en parle peu ou pas du tout parce qu'elle est journellement appliquée, et appliquée dans toutes les classes de la société, dans toutes les corporations (2).

---

(1) Revue germanique, t. III, p. 416-7.

(2) A titre d'exemple, citons ce que nous avons vu à Breslau. Dans cette ville (population, 120,000 âmes), il y a environ neuf cents commis de magasins, employés de commerce qui forment

On pense bien que les étudiants, eux aussi, forment des associations particulières ayant pour but quelquefois la science, les belles-lettres, mais bien plus souvent uniquement le plaisir(1). On nous assurait même que, dans certaines Universités, ces sociétés n'étaient composées que des jeunes gens qui, aimant peu l'étude, voulaient passer gaiment la vie, et, chaque jour, se réunir en parties de plaisirs, en *commers*.

Qu'appelle-t-on un *commers* ? « C'est tout simplement une réunion de tous les étudiants d'une corporation, ou de toute une Université, pour boire et chanter ensemble toute une soirée et une

---

deux cercles ayant, l'un trois cents membres chrétiens, l'autre trois cents membres juifs (sur une population de 15,000 Juifs. Restent trois cents jeunes gens qui, libres d'agir comme il leur plaît, trouvent apparemment plus d'avantages à se mettre en dehors de ces sociétés. Pourtant ces sociétés ne sont pas créées, comme nos cercles français, uniquement pour l'agrément, pour le plaisir, mais aussi dans un but d'utilité, et, disons le mot, de secours mutuels. Ainsi, à l'aide d'une cotisation annuelle, les membres de ces sociétés fournissent une subvention quotidienne à ceux d'entre eux qui sont sans place et s'occupent de leur en procurer. Puis ils donnent la sépulture à leurs confrères sans ressources, — ce qui est assez dispendieux à Breslau, où il y a un luxe de cercueils. Tout cela ne les empêche pas de se réunir fréquemment en parties de plaisir.

(1) Quelquefois ces sociétés, plus rares dans les grandes villes, plus communes dans les universités de la province, ces sociétés arborent, pour bannière distinctive, une idée politique, littéraire ou philosophique. Ainsi, à Heidelberg, par exemple, depuis 1854, « un abîme profond sépare les *corps* qui reconnaissent le *comment*, la loi impérieuse du duel, des *Landsmannschaften*, qui le repoussent. Les différentes associations, dix à douze environ (que composent 6 à 700 étudiants), vivent entre elles comme si elles étaient des États de la Confédération germanique. Pas même la piété ardente envers le poète divin de l'idéal et de la jeunesse (Schiller, fête anniversaire, 10 novembre 1859) n'a été assez puissante pour réconcilier, pour un jour du moins, ces frères ennemis !..» (*Revue Germanique*, t. VIII, p. 458).

bonne partie de la nuit. Cela n'a rien de bien touchant et de bien édifiant ; pourtant cela plait aux étudiants allemands. Le point culminant de tout *commers*, c'est le *landesvater*, le père de la patrie. Anciennement on chantait en l'honneur du souverain du pays ou de la *landsmannschaft* une chanson qui finissait par une espèce de serment au souverain, au *landesvater*. Mais depuis des siècles ce chant, qui a conservé son nom, n'est plus qu'un serment mutuel de tous les étudiants de rester fidèles à l'honneur, de ne jamais souiller l'épée de l'étudiant, et de se défendre mutuellement contre tous ceux qui pourraient les attaquer dans leur honneur. (1) »

Il y a huit ans, nous avons assisté à un de ces *commers*, à Breslau, *commers* d'une corporation. C'était à la fin d'une de ces chaudes journées de juin qui, dans ce mois et à cette latitude, — se prolongent si tard — jusqu'à neuf heures et demie environ, — une heure de plus que dans nos pays. Soixante étudiants, à peu près, étaient attablés à une étroite et longue table en forme de carré long, qui soupant, qui buvant la bière, chacun à ses frais, mais tous portant en sautoir un ruban bi-colore, signe distinctif de leur société. Aux quatre angles de la table étaient quatre beaux jeunes hommes de haute taille, les *præses* (présidents de la fête). Ils portaient un costume de fantaisie qui rappelait quelque peu le moyen-âge : une tunique militaire, de grandes bottes molles à l'écuyère et au côté droit une longue épée. A un moment donné les quatre *præses* se levèrent tous ensemble et, en même temps qu'eux, l'étudiant le plus rapproché de chacun d'eux. Chaque *præses*, tirant son épée du fourreau en leva la pointe en l'air, et prenant la casquette ou bonnet de couleur de l'étudiant son voisin, il le perça de son épée et l'enfila jusqu'à la garde. Puis les quatre præses et les quatre étudiants tous debout et tenant en main leur verre de bière, se mirent à chanter le *landesvater* (père de la patrie), chant national, dont

(1) Revue germanique, t. III, p. 419.

nous transcrivons ci-après, en les traduisant littéralement, les passages qui nous ont le plus frappé.

Les *præses* chantent tous seuls :

Alles schweige ! Jeder neige ernsten Tœnen nun sein Ohr !
Que tout se taise ! Maintenant que chacun prête son oreille à ce
[chant grave !

Le chœur des étudiants répète :

Alles schweige ! etc.
Que tout se taise ! etc.

LES PRÆSES.

1° Hort, ich sing' das Lied der Lieder
Hœrt es, meine deustschen Brüder
Hall'es, hall'es wieder, froher Chor !
Écoutez, je chante le chant des chants ;
Écoutez-le, mes frères de l'Allemagne,
Qu'il retentisse, qu'il retentisse, chœur joyeux.

LE CHŒUR.

Ecoutez, je chante, etc.

2° Hab und Leben
Dir zu geben
Sind wir allesammt bereit.
Nous sommes prêts tous ensemble
A te donner (au souverain)
Notre fortune et notre vie.

3. Sterben gern zu jeder stunde
Achten nicht des todes wunde,
Wenn das Deutsche Vaterland gebeut.
Nous sommes tous prêts à mourir gaiment à toute heure,

A ne pas craindre la blessure de la mort
Si la patrie allemande l'ordonne.

4. Seht hier den gerveihten degen ;
Thut wie brave Burche pflegen,
Und — durchbohrt -- den freien Hut !
Voici l'épée sacrée ;
Fais comme il convient à un brave *boursche* (étudiant),
Et transperce le chapeau de la liberté !

5. Jch durchbohr'den Hut, und schwœre :
Halten will ich stets auf ehre,
Stets ein braver deutscher Burch seyn.
Je transperce le chapeau, et j'en fais serment :
Il sera toujours fidèle à l'honneur,
Je serai toujours un brave *bursch* allemand.

6. Nimm den Becher,
Wackrer zecher,
Vaterlænd'schen veines woll !
Vaillant buveur,
Prends le coupe
Pleine du vin national.

(LE PRÆSES donne l'épée à son voisin de gauche).

7. Nimm den schlæger in die Linke
Bohr ihn durch den hut und trinke
Auf des deutschen vaterlandes wohl !
Prends l'épée dans ta main gauche,
Transperce le chapeau et bois
Et bois à la prospérité de la patrie allemande !

8. Landesvater,
Schutz und rather
Unser Friedrich lebe hoch !

Vive notre Frédéric,
Le père de la patrie,
Son défenseur et son conseiller.

9. Ewig soll mein Kœnig leben
Und mein mædchen auch daneben
Er für alle, si allein für mich.
Vive éternellement mon roi
Et ma maîtresse aussi.
Qu'il soit pour tous, et elle, pour moi seul.

10. Es lebe dieser Bruder hoch !
So lange wir ihn kennen,
Woll'n wir ihn Bruder nennen !
Ein Hundsfott, der ihn schimpfen.
Soll !
Vive ce frère !
Aussi longtemps que nous le connaissons,
Nous le nommerons frère,
Malheur à celui qui l'insultera !

En chantant le refrain :

Vaillant buveur,
Prends la coupe
Pleine du vin national (1).

---

(1) Il ne faut pas croire que ce soit le seul chant des *commers*. Les Allemands, comme chacun sait, sont de grands amateurs de musique et particulièrement de musique vocale, chorale surtout. Aussi l'on pense bien que les étudiants qui sont au printemps de la vie, — au printemps toute la nature est incitée à chanter, — doivent avoir et ont, en effet, un certain nombre de chants spécialement destinés à leurs *commers* : une soixantaine environ, dont cinq en latin et quelques autres entremêlés d'allemand et de français, ou d'allemand et de latin.

Comme specimen des chants latins, nous devrions citer le clas-

Chaque *præses* et l'étudiant debout à ses côtés trinquèrent d'une façon particulière, croisant leur bras droit qui portait le verre et buvant ainsi les bras entrelacés. Trinquer de la sorte s'appelle *faire schmolliss* (il y a même le verbe *schmollissiren*). Ceux qui ont fait ensemble *schmolliss* se tutoient le reste de la vie, alors même que dans la suite ils occupent les positions les plus différentes, les plus distancées; c'est du moins ce qu'on nous affirmait.

Quand chaque *præses* a fait *schmolliss*, il passe à l'étudiant suivant avec qui il accomplit le même cérémonial; puis, ainsi de suite avec tous les étudiants à tour de rôle jusqu'à ce que parvenu vers le milieu de la table il rencontre le *præses* venant du côté opposé.

---

sique *Gaudeamus igitur, Juvenes dum sumus*, celui qui est chanté le plus fréquemment. Il peut avoir beaucoup de *sel* germanique, mais à coup sûr, il a peu de *sel* gaulois : c'est ce qui explique pourquoi nous lui préférons le *Trifolium* qui, mieux que lui, mérite ici une place. Le lecteur jugera par lui-même de quoi se compose le feuillage bigarré de ce trèfle universitaire et quel rang les Allemands assignent dans leur estime à chacune de ses trois feuilles. Ce dernier trait peint très-bien leur caractère national.

TRIFOLIUM.

Dulce cum sodalibus sapit vinum bonum.
Osculari virgines *dulcius* donum;
Donum est *dulcissimum* lyra ceu Maronum.
Si his tribus gaudeam, sperno regis thronum.

In me Bacchus excitat Veneris amorem;
Venus mox poeticum Phœbi dat furorem;
Immortalem Phœbus dux comparat honorem;
Væ mihi, si tribus his infidelis forem!

Sed Tyrannus jubeat : « Vinum dato! » Darem.
« Non amato virgines. » Ægre non amarem.
« Frange lyram, abjice. » Pertinax negarem!
« Lyram da, seu morere! » Cantans expirarem!

(FLEMMING).

Alors chaque præses revient sur ses pas et, en s'en allant, réitère successivement avec chaque étudiant le même cérémonie qu'en venant : chantant, trinquant, buvant, avec cette différence pourtant qu'il ne quitte son camarade qu'après lui avoir rendu sa casquette désenferrée de son épée. — Quelquefois la susdite épée porte ainsi enfilées les unes par-dessus les autres vingt casquettes et plus.

Ce qui constitue ces *commers*, avons-vous dit, c'est la réunion des membres d'une corporation ou des étudiants d'une Université, ou bien encore, ce qui arrive très-rarement et à l'occasion de quelque grande fête, — la réunion de tous les étudiants actuels et anciens d'une Université. Tel était le *commers* qui terminait, il y a deux ans (août 1858), la fête de l'anniversaire séculaire de la fondation de l'Université d'Iéna, — « ce *commers* d'Iéna (1), où le grand-duc de Weimar s'est rendu pour y porter un toast aux étudiants d'Iéna, où un millier d'étudiants d'aujourd'hui et d'il y a dix, vingt, trente ans, buvaient à pleines bordées la bière que la ville d'Iéna payait libéralement, et où tous, jeunes et vieux, se faisaient le même serment de fidélité mutuelle. »

---

(1) REVUE GERMANIQUE, t. III, p. 519.

La *Gazette de Cologne* rend compte en ces termes de ce grand *commers* des étudiants :

« Le *commers* eut lieu en plein air, à côté de la Halle des Fêtes. L'orchestre avait pris place sur un balcon attenant à la Halle. Vis à vis était disposée une estrade pour le comité, les drapeaux et les représentants des Universités. A quatre heures, les étudiants reçus et harangués par le bourgmestre de la ville, prirent place autour d'une double rangée de bancs et de tables. Bientôt la bière, offerte par la municipalité, coula à flots, et des chants imposants, — il y avait bien dix-huit cents chanteurs, — montèrent dans les airs. Le grand-duc parut deux fois dans la soirée avec le prince héritier, se mêlant aux groupes des étudiants, et s'entretenant avec eux de la manière la plus bienveillante et la plus cordiale. La nuit, la place fut éclairée par la lumière électrique. »

Si, au récit de ces *commers*, un sourire railleur venait effleurer les lèvres de nos lecteurs , nous leur demanderions ce que doivent penser les Allemands quand ils peuvent observer à loisir les mœurs et coutumes de la jeunesse française et particulièrement celles de notre jeunesse universitaire, au *quartier latin* (Paris) spécialement ?.. Ils doivent jeter un regard de satisfaction en arrière en comparant ce qu'ils voient présentement avec ce qui existe dans leur pays. A coup sûr ce parallèle , que nos lecteurs ont déjà fait , les rendra indulgents à l'endroit des *commers* , — distractions un peu plus innocentes que nos plaisirs nationaux. Et , réflexion faite , ils conviendront probablement que chaque nation a ses ridicules, heureuse quand elle n'a pas de vices (1) !

Quelle différence y a-t-il entre la France et l'Allemagne pour la durée et les frais des études médicales ? C'est ce que nous allons exposer brièvement.

---

(1) En écrivant ceci, il nous revient à la mémoire le jugement assez favorable que portait sur nous, à la fin du siècle dernier, Franklin, homme d'un esprit calme et que d'ailleurs son caractère, sa nationalité disposaient à l'impartialité en pareille matière.

« Je suis charmé, écrivait-il à un de ses amis (22 avril 1779), de ce que vous racontez de la politesse française et des manières honnêtes que montrent les officiers et l'équipage de la flotte. Les Français, à cet égard, dépassent certainement de beaucoup les Anglais. *Je les trouve la plus aimable nation du monde pour y vivre.* Les Espagnols passent communément pour être cruels, les Anglais orgueilleux, les Écossais insolents, les Hollandais avares, etc.; mais je pense que les Français n'ont aucun vice national qu'on leur attribue. Ils ont de certaines frivolités, mais qui ne font mal à personne. Se coiffer de manière à ne pouvoir mettre un chapeau sur sa tête, et alors tenir son chapeau sous le bras, et se remplir le nez de tabac, peuvent s'appeler des ridicules peut-être, mais ce ne sont pas des vices ; ce ne sont que les effets de la tyrannie de la mode. Enfin, il ne manque au caractère d'un Français rien de ce qui appartient à celui d'un agréable et galant homme. Il y a seulement quelques bagatelles en sus, et dont on pourrait se passer. »

Nos lecteurs savent que les élèves en médecine, après avoir été préalablement reçus bacheliers ès-sciences naturelles (et autrefois bacheliers ès-lettres en outre), mettent quatre ans au moins à faire leurs études médicales.

Pendant ce temps, ils prennent 16 inscriptions à 30 fr...	480 f.
Puis ils passent 3 examens de fin d'année à 30 fr.....	90
5 examens pour le doctorat à 90 fr...	480
La thèse doctorale (imprimée à leurs frais)..........	230
Total des frais d'études..........	1260 f.

En Allemagne les élèves en médecine ne sont pas tenus d'étudier pendant un nombre d'années déterminé. Pour avoir le droit de passer leurs examens il leur suffit d'exhiber des certificats constatant qu'ils ont suivi tels et tels cours. Ces certificats délivrés par chacun de leurs professeurs leur servent pour toute l'Allemagne et la Suisse : car, sous ce rapport, il y a une solidarité complète entre toutes les Universités allemandes ; de telle sorte qu'ils peuvent, par exemple, suivre des cours d'anatomie, de physiologie dans une première Université, des cours de pathologie, de thérapeutique dans une seconde, des cours de clinique dans une troisième. — Et à cela ils n'y manquent guère, recherchant de préférence les professeurs les plus distingués dans la spécialité qu'ils veulent étudier. De même ils peuvent passer leur premier examen dans une quatrième Université ; le second examen, la thèse, dans une cinquième.

Les frais des études médicales ne sont pas fixes, les étudiants ne suivant que les cours qu'ils choisissent, et le prix de ces cours variant suivant les Universités et la réputation des professeurs. Ce qu'il y a de fixe dans les frais d'études, le voici, en chiffres approximatifs :

1° Droit de promotion (réception dans l'Université)...	20 f.
2° Premier examen (sur les sciences accessoires et pathologie générale) qui vous fait bachelier en médecine.	60 à 80

3° Second examen (sur toutes les autres matières que comporte l'instruction médicale) c'est le *Rigorosum*.. 300

4° Thèse et diplôme de docteur.................... 100

En résumé les études médicales durent de 3 à 6 ans, et coûtent de 800 à 1,200 francs.

Nous avons dit plus haut que le diplôme de docteur ne donne le droit de pratiquer que dans la motié des États, les antres exigeant en outre un *examen d'État* passé devant un jury spécial composé de praticiens du pays.

POSITION

DES

JUIFS DANS LE MONDE

ET PARTICULIÈREMENT

EN FRANCE ET EN ALLEMAGNE

DANS LA SOCIÉTÉ, LES LETTRES,

LES ARTS, LES SCIENCES ET L'ENSEIGNEMENT UNIVERSITAIRE.

Traitant la question de l'enseignement supérieur en Allemagne, nous voulions, tout d'abord, dire quelques mots seulement sur la place qu'y occupaient les Juifs. Mais entraîné insensiblement à faire des recherches sur le rôle que jouait, dans le monde actuel, cette race orientale, nous les avons trouvées assez intéressantes pour les coordonner. Nous prenons la liberté d'en consigner ici le résumé, et nous espérons que la nouveauté ou du moins la variété des documents réunis à cette fin nous feront pardonner l'étendue de cette digression.

Certains lecteurs trouveront peut-être que nous avons donné à cet écrit une couleur trop apologétique. Mais nous, qui avons une foi plus vive et plus intelligente qu'eux, nous croyons que les destinées providentielles des Juifs se sont accomplies quoi qu'on ait fait et s'accompliront quoi qu'on fasse, — que vous les persécutiez et dépouilliez comme jadis, ou que vous les protégiez comme aujourd'hui en leur accordant l'égalité civile la plus complète.

D'ailleurs il nous semble qu'il est beaucoup plus juste, partant plus généreux et plus adroit, de les faire participer aux bienfaits et contribuer au développement de la civilisation. A les en empêcher il n'y a que des inconvénients ; à le leur permettre, il n'y a que des avantages — pour eux et pour nous.

En effet, les en empêchez-vous? Vous les forcerez peut-être à former une tribu dans chaque nation, un noyau d'opposition contre chaque Gouvernement ; et ils seraient alors pour la société un danger incessant et d'autant plus grave qu'ils sont actifs, intelligents et qu'ils ont de l'or — l'*ultima ratio* de ce temps-ci. En outre, vous commettrez un crime de lèse-humanité, d'une part, en laissant se perdre inutilement, pour six à sept millions d'hommes qui composent la population Israëlite, en laissant se perdre les forces vives de l'activité et de l'intelligence humaines, agents de la civilisation ; et, d'autre part, en étouffant, comme en d'autres temps, l'éclosion et le développement des hommes de talent, de génie que Dieu a marqués de son doigt, les choisissant dans toutes les nationalités, pour éclairer la marche de l'humanité.

Les laissez-vous, au contraire, prendre part à la vie des sociétés modernes et se fondre dans chaque nation ? Dès lors vous annulez ce danger plus haut signalé et, avantage pour tous, vous donnez à cette population nombreuse, l'occasion, les droits (véritables droits de l'homme !) de manifester dans toute leur expansion cette activité, cette intelligence humaine parfois si féconde en heureux résultats.

Et ce que nous émettons ici, ce ne sont pas de simples vues *à priori*, des probabilités, des suppositions gratuites ; non, car plus loin, comme preuves à l'appui de notre dire, nous montrerons qu'en France, par exemple, où l'émancipation civile leur a été octroyée depuis deux générations seulement, la population Israëlite (80 à 100,000 âmes), qui forme à peine le quart de la population d'un département ordinaire, a fourni cependant plus d'hommes éminents dans toutes les carrières que deux ou trois départements réunis.

Laissons donc les Juifs participer aux bienfaits de la civilisation moderne et participons nous-mêmes au développement qu'ils y apportent. Acceptons franchement les progrès que, chaque jour, ils introduisent dans les diverses branches des connaissances humaines ;

et allons applaudir Meyerbeer, comme autrefois nous applaudissions Rachel qui, mieux que tout autre, a su faire revivre les beautés de notre théâtre classique, — toutes choses dont nous aurions été privés, si les us et coutumes d'il y a trois ou quatre siècles subsistaient encore de nos jours à l'égard de leurs coréligionnaires.

En France, depuis 1789 ou plutôt depuis le premier empire, les Juifs, remplissant tous les devoirs de citoyens, en ont logiquement tous les droits ; aussi les voit-on arriver aux fonctions les plus élevées. A titre de preuves, nous citerons les Israëlites suivants qui ont occupé ou présentement occupent les positions les plus diverses :

M. Anspach, conseiller à la Cour impériale de Paris.

M. Bédarride, président de Chambre à la Cour impériale d'Aix, ancien bâtonnier de l'ordre des Avocats.

M. J. Bédarride, bâtonnier de l'ordre des Avocats à la Cour impériale de Montpellier.

MM. A. Fould, Crémieux, Cerfbeer, membres de la Chambre des députés sous Louis-Philippe.

MM. Goudchaux, Alcan, Ennery, Kœnigswarter, membres de l'Assemblée législative, en 1848.

MM. Léopold Javal, Kœnigswarter, membres de la Chambre des députés actuelle.

MM. Crémieux, ministre de la Justice, Goudchaud, ministre des Finances, en 1848.

M. Achille Fould, actuellement Ministre d'État et de la maison de l'Empereur.

M. Maurice Meyer, inspecteur des Écoles primaires.

M. Auguste Widal, professeur à la Faculté des Lettres de Douai.

M. Isidore Cahen, ancien professeur de philosophie, à Napoléon-Vendée.

M. Alcan, professeur au Conservatoire des Arts et métiers, à Paris.

MM. S. Munck, membre de l'Institut.

M. F. Halévy, membre de l'Institut, secrétaire perpétuel dans la section des Beaux-Arts.

M. Ad. Franck, membre de l'Institut, membre du Conseil de l'instruction publique, professeur au Collége de France.

Se sont distingués en outre dans la musique :

MM. Halévy, Jules Cohen, Alkan, Émile Jonas, Offenbach, Seligmann.

Dans la peinture et la sculpture :

MM. Lehman, Adam Salomon, Ulmann.

Dans le journalisme, les lettres et les sciences :

MM. Léon Gozlan, Alexandre Weil, Louis Ratisbonne, Horn, Cahen, Cohen, Bloch, d'Ennery, Gerson, Lévy, Wogue, Albert Cohn, Salvador, Auguste Terquem, Daniel Stauben.

Dans la médecine :

MM. Germain See, médecin des Hôpitaux de Paris.

M. Hirtz, professeur-agrégé à Strasbourg.

M. Fano, professeur-agrégé à Paris.

M. Michel Lévy, directeur de l'École militaire du Val-de-Grâce.

Généralement on est habitué à croire, à dire les Juifs peu aptes au service militaire pour lequel ils auraient, affirme-t-on, une grande répugnance. Cependant tout prouve le contraire, dans notre pays du moins. En effet sur 4,000 élèves admis à l'école polytechnique, depuis 1830, plus de 100 appartiennent à la religion israëlite. Ainsi, tandisque la population israëlite forme à peine la 400e partie de la population française, ses membres figurent dans les écoles militaires, dans la proportion d'un 40e. Et qu'on ne s'imagine pas qu'au sortir de ces écoles, ces jeunes gens recherchent de préférence des places dans l'administration des Tabacs, des Ponts et Chaussées ; non, car ils s'en vont bel et bien à l'armée, dans le service actif. Ainsi à l'époque de la guerre d'Italie, l'armée française comptait 140 officiers juifs, parmi lesquels un journal anglais, le *Jewish chronicle*, énumérait :

35 Capitaines ;
3 Chefs d'escadron ;

1 Commandant du génie ;

1 Lieutenant-Colonel ;

2 Majors ;

2 Colonels ;

39 de ces officiers étaient décorés et comptaient parmi eux :

5 Officiers et 5 Commandants de la Légion d'Honneur.

Nous avons souvent entendu dire que, malgré l'état d'oppression dans lequel les Juifs vivaient plus ou moins en Allemagne, ils y montraient pourtant une activité, un développement intellectuels, beaucoup plus considérables qu'en France, où ils jouissent cependant de la liberté commune. Nous avons, croyons-nous, répondu d'une façon péremptoire à cette assertion, en faisant plus haut l'énumération de leurs principales notabilités françaises ; du reste, nous pouvons rappeler ici, ce que nous avons dit plus haut : parmi nos 86 départements, dont la population particulière dépasse trois et quatre fois, en moyenne, la population juive, nous doutons fort qu'on puisse nous en citer un seul qui ait fourni autant d'hommes marquants, dans toutes les carrières, que les 80 à 100,000 Israélites français (1).

Nous doutons également que, proportion gardée, les Juifs aient en Allemagne, autant de revues, journaux religieux qu'en France, où ils en comptent quatre :

Les Archives Israëlites, représentant le parti	Progressiste ;
L'Univers Israëlite, ...	Conservateur ;
Le Lien d'Israël, ...	De la fusion ;
La Vérité Israëlite, (2)	Une sorte d'éclectisme.

(1) Nous n'avons pas cité leurs grands financiers, MM. Rothschild, Péraire, Mirès, etc., parce que tout le monde les connaît.

(2) En France, il n'y a qu'un séminaire israëlite, autrefois à Metz, maintenant à Paris.

On divise les Juifs répandus en Europe, en 3 classes : 1° les Juifs

Les Juifs, le seul peuple véritablement cosmopolite, (1), les Juifs, qui ont par conséquent une grande force de résistance, paraissent

---

espagnols et portugais, habitant la Péninsule Hispano-Portugaise, l'Angleterre et une partie de la France ; 2° les Juifs polonais, qui se disent descendants des Galiléens et se trouvent en Pologne et dans le nord de l'Allemagne ; 3° les Juifs allemands, habitant l'Alsace, la Souabe.

« Malgré le nombre relativement petit de ses fidèles, la religion juive est fractionnée en un grand nombre de sectes, qui sont toutes représentées à Jérusalem. Du temps de Jésus-Christ, il n'y avait que les Sadducéens, les Pharisiens et les Esséniens. Il y a aujourd'hui les Séphardins (les plus nombreux et les plus avancés en fait de civilisation), les Aschkenazim, les Pérouschim, les Chassidin Wolhyniens, les Chassidin Chabat, les Varsoviens, les Anseché-Hod, sans compter les Karaïtes, hérétiques, qui ne reconnaissent que la Bible et non le Talmud, et les Samaritains de Naplouse, qui ne viennent pas à Jérusalem, » *Revue Germanique. t. III, p.* 191.

Dans quelques villes de l'Allemagne, à Breslau, par exemple, les Juifs, nous disait-on, sont divisés en deux camps, ayant chacun leur rabbin : les Progressites et les Conservateurs attachés aux anciens rites. On nous assurait même qu'à Berlin les Progressistes avaient choisi le dimanche, au lieu du samedi, pour la fête du Sabbat.

(1) C'est un fait au moins curieux que le cosmopolitisme, l'ubiquité de la race juive, qui s'adapte merveilleusement à tous les changements de climat, alors que d'autres races supportent à peine les moindres déplacements. Le Juif occupe aujourd'hui, toutes les parties du monde, depuis le 33e degré de l'hémisphère sud, jusqu'au 60e degré de latitude nord. On le trouve en Europe, depuis Gibraltar jusqu'en Norvége ; en Afrique, depuis Alger jusqu'au cap de Bonne-Espérance ; en Asie, de Cochin au Caucase, et de Jafa à Pékin ; en Amérique, de Montévidéo à Québec ; depuis cinquante en Australie : et il a déjà fait ses preuves d'acclimatation sous l'équateur, où les populations d'origine européenne, n'ont jamais réussi à se perpétuer. Il a vécu pendant des siècles, et vit encore aujourd'hui, sur le seul point du globe situé à plus de 400 mètres *au-dessous* du niveau de la mer, la vallée du Jourdain. En opposition à ce cosmopolitisme de la race juive, on peut citer le dépérissement croissant de la population européenne, dans toutes les colonies tropicales,

néanmoins subir l'influence du milieu intellectuel dans lequel ils vivent. Ainsi, en France, ils auraient plus volontiers l'esprit militaire et politique, comme semble l'indiquer l'énumération faite plus haut de leurs notabilités. En Allemagne, suivant la direction germanique, ils se jetteraient de préférence dans les lettres, dans les sciences.

L'égalité civile dont les Juifs, en France, jouissent si complètement, existe bien encore, pour eux, dans quelques autres pays, mais souvent à un moindre degré ; ainsi aux Etats-Unis, en Hollande, (1), en Belgique, en Piémont (2), et tout récemment en Angleterre, qui, pour la première fois a accordé, en 1858, l'entrée du Parlement à un Israëlite, le baron Lionel de Rothschild ; précédemment l'aldermann Salomons avait été élu, à deux reprises, Lord-maire de Londres.

Dans les autres contrées de l'Europe et de l'Amérique, les Juifs

---

en Egypte et dans d'autres parties de l'Afrique, et d'autre part, l'extinction graduelle de la race nègre en Egypte, dans le nord de l'Afrique et dans la plupart des iles tropicales.

Ainsi, pour cette dernière race, la phthisie et la folie se réunissent pour la décimer. Le nombre proportionnel des aliénés, par exemple, semble croître d'une façon effrayante, à mesure que les nègres se rapprochent du pôle, comme le témoignent les chiffres suivants :

La Louisiane, compte 1 aliéné sur 4,310 nègres ;
La Caroline du sud, 1 sur 2,477 ;
La Virginie, 1 sur 1,299 ;
Le Massachusetts, 1 sur 45 ;
Le Maine 1 aliéné sur 14 nègres !

En outre, partout où la race juive a été étudiée, jusqu'ici, elle s'est montrée soumise à des lois statistiques de naissances, de décès, de sexes, complétement différentes de celles qui président aux autres nationalités, au milieu desquelles elle vit.

(1) Le premier pays où ils aient obtenu leur émancipation civile.

(2) Deux membres de la famille Avigdor, y ont été nommés députés, depuis 1848.

sont considérés comme des parias et traités comme tels (1). Voulez-vous savoir, par exemple, quel est leur triste sort dans certaines parties de l'empire autrichien ? Lisez ce qu'un magistrat écrivait récemment à ce sujet.

« N'est-ce pas affligeant que, dans la Basse-Autriche, les Juifs ne puissent posséder aucune maison ni propriété foncière, sous peine de confiscation ? Dans l'Autriche, au-dessus de l'Enns et Salzburg, ils n'ont pas le droit de s'établir ni d'acquérir des terres. Il en est de même dans le Tyrol, où quelques familles juives sont exceptionnellement tolérées, et dans tout le gouvernement du littoral. Ils sont absolument exclus de la Styrie, de la Carinthie et de la Carniole.

« En Bohême, le nombre des familles juives du pays est fixé, par la patente du 3 août 1797, à 8,600, et ne peut être augmenté. Ils ne peuvent acquérir certains biens qu'à la condition de les exploiter eux-mêmes, et de même des maisons dans les villes, qu'ils auront construites eux-mêmes. Ils ne peuvent affermer des biens ruraux et exercer des industries dans cette province que sous certaines conditions.

« Des règlements analogues existent en Moravie, où le nombre des familles juives tolérées est de 5,400, comme en Silésie.

« En Dalmatie, ils n'ont ni le droit d'établir leur domicile dans les villes, ni d'acquérir la propriété foncière.

« En Vénétie, ils jouissent de l'égalité des droits avec les chré-

---

(1) Jadis « dans toutes les villes d'Italie les Juifs étaient renfermés dans le Ghetto, et sur la porte de ce séjour de réprobation on avait le soin d'inscrire que le peuple héritier du ciel ne devait avoir rien de commun avec celui qui en avait été déshérité. *Ne populo regni cœlesti hœredi usus cum exhœrede sit.* »

Les Juifs en France, en Italie et en Espagne, depuis leur dispersion jusqu'à nos jours, 1 vol. in-8, 1859, par M. J. Bédarride, bâtonnier de l'Ordre des avocats à la Cour impériale de Montpellier.

tiens, sauf qu'ils ne peuvent transporter leur résidence dans le pays sans l'autorisation du gouvernement (1). »

En écrivant ceci, il nous revient à l'esprit une des plus tristes impressions de voyage que nous ayons jamais éprouvées, et qui a laissé en nous un souvenir ineffaçable.

C'était en 1852. Nous étions dans la Pologne autrichienne, à Cracovie, ville universitaire. Ce qui frappa tout d'abord nos regards, le voici : des nobles ruinés promenant sur les boulevards leurs habits râpés ; dans des rues désertes circulaient quelques chars de paysans, plus loin des artisans inoccupés et malheureux ; des églises encombrées, au dehors et au dedans, de mendiants tendant la main d'un air piteux ; de grands hôtels inhabités, les fenêtres fermées ; point d'industrie, pas de commerce ; une morne solitude, l'aspect de la misère partout. Un autre trait de mœurs, la division des castes, venait compléter ce spectacle qui rappelait un autre âge. Cracovie, ville de 45,000 âmes, est séparée en deux parties par la Vistule ; sur la rive gauche habitent 30,000 chrétiens, sur la rive droite 15,000 Juifs. Mais ce sont des Juifs dans toute la laideur et la saleté traditionnelles, de véritables Juifs polonais, portant, hommes, femmes, filles, une coiffure, un costume différents de ceux des habitants de la rive opposée ; bref, c'est un faubourg immonde où grouille une population qui nous rappelait la *Cour des Miracles*, si bien décrite par un de nos romanciers. Nous fûmes — et nous en ressentons encore vivement l'impression — nous fûmes singulièrement affligé de voir ainsi la

---

(1) H. de Saint-Albin, conseiller à la Cour impériale. *Gazette des Tribunaux*, 16 février 1860, p. 161.

Depuis le 18 février 1860, l'Autriche a accordé à ses sujets juifs le droit de propriété foncière en Bohême, Moravie, Basse-Autriche, Silésie, Hongrie, Wowodie Serbe, Banat de Temes, Croatie, Transylvanie, Dalmatie, Pays du littoral, Gallicie, Bukowine et Grand-Duché de Cracovie. Elle n'a pas encore étendu ce droit aux autres provinces, craignant des conflits des populations chrétiennes avec les Israëlites qui y sont en très-petit nombre.

nature humaine abaissée, avilie, grâce à un préjugé séculaire, grâce à une mauvaise éducation perpétuée pendant une série de générations.

Certaines gens disent systématiquement et répètent à satiété : Quoi qu'on fasse, les Juifs seront toujours de même, ignorants, cupides, crasseux. Tel est le langage habituel que nous entendions journellement en Allemagne, en Hongrie même. — Les Anglais aussi formulaient des accusations analogues contre les Irlandais. — Quand, de parti pris, on veut avilir une classe d'hommes, on les considère et on les traite comme déjà avilis, et ceux-ci ne tardent pas à se croire et à devenir tels : si grande est la souplesse de la nature humaine. Mais si une mauvaise éducation peut rabaisser, avilir l'homme, une race tout entière, une éducation bien dirigée peut tout aussi bien la relever, la réhabiliter. C'est ce qu'on a déjà vu en France, à propos des Juifs, et ce qui pour eux n'est certes pas fini, car, depuis le premier empire, deux générations à peine ont été élevées et vivent comme il convient à des citoyens, à des hommes.

Il est des esprits qui renient cette grande vérité formulée par Leibnitz : « Livrez-moi l'éducation d'un peuple et j'en ferai ce que je voudrai. » A ces esprits qui, logiquement, soutiendront à propos des Juifs que la meilleure éducation ne peut détruire l'influence de l'hérédité transmettant inévitablement les mauvais instincts, les vices, nous répondrons qu'ils méconnaissent les lois de la physiologie physique aussi bien que les lois de la physiologie morale. L'expérience journalière, en effet, ne constate-t-elle pas que les nègres, par exemple, à la suite d'un croisement répété pendant quatre générations consécutives avec des Européens, finissent par devenir blancs ? — et réciproquement, les Européens peuvent en quatre générations devenir complètement noirs. Si la nature physique peut être ainsi transformée, comment donc ne le serait pas la nature morale qui est bien autrement malléable ?

Les hommes de talent, les génies qui éclairent l'humanité et la font progresser, ne sont pas si communs que vous deviez les rendre encore plus rares, en ne point favorisant leur éclosion, leur développement (1) dans les classes déshéritées par la fortune, ou dans les races avilies par une réprobation séculaire. Cette réflexion, nous sommes doublement autorisé à la faire à propos des Juifs : d'abord

---

(1) Gœthe et Schiller démontrent, par des considérations fort originales, cette nécessité de favoriser le développement de *toutes* les intelligences. Nous donnons ci-après le passage de leur correspondance où ils traitent cette question :

Gœthe à Schiller:

«....... et j'ose dire que si la nature est impénétrable, c'est qu'un seul homme est impuissant à la comprendre, bien que l'humanité tout entière le pourrait. Mais cette chère humanité ne se trouve nulle part réunie, la nature a beau jeu pour se dérober à nos regards. »

Schiller à Gœthe:

« Dans votre dernière lettre j'ai été frappé de cette idée, que la nature, bien qu'impénétrable pour un homme isolé, pourrait être comprise par la généralité de tous les individus. Il me semble, en effet, *que rien n'empêche de considérer chaque individu comme doué d'un sens particulier, au moyen duquel il saisirait l'ensemble de la nature d'une façon aussi particulière que cela a lieu avec l'un des cinq sens de l'homme, et qui ne pourrait pas plus se remplacer par autre chose que l'oreille par l'œil, etc.* quel dommage que toutes ces façons particulières de voir et de sentir ne puissent se communiquer sans altération et en entier ; car le langage a une tendance tout à fait opposée à l'individualisme, et les esprits, qui arrivent à se faire entendre de tout le monde, expient d'ordinaire ce succès aux dépens de leur originalité, et perdent par suite, très-souvent, la capacité de percevoir spontanément et avec vigueur les phénomènes. »

Gœthe à Schiller :

« Il n'est donné qu'à tous les hommes ensemble de connaître la nature et d'épuiser ce qui est de la vie humaine. A quelque point de vue que je me place, je n'aperçois dans beaucoup d'axiomes célèbres que l'expression d'une individualité, et la vérité la plus généralement reconnue n'est pour l'ordinaire qu'un préjugé de la masse, dominée par certaines conditions de temps, et que dès lors on peut considérer comme un simple individu. »

à cause de leur nombre qui, dans le monde actuel, s'élève à six ou sept millions (1). — Population peut-être plus considérable qu'à l'époque de la prise de Jérusalem par Titus ; — et en second lieu parce que la nature ne les a nullement dépourvus des dons de l'in-

---

(1) Dont 25,000 à Paris et 5,700 à Jérusalem (qui compte en outre 5 à 6,000 musulmans et 3,000 chrétiens).

M. le Dr Boudin qui, dans son *Traité de géographie et statistique médicales*, préfère l'évaluation la plus basse, porte seulement à 3,900,000 le nombre des Juifs répandus sur le globe et distribués de la manière suivante :

Europe	3,238,000
Asie	200,000
Afrique	450,000
Amérique	20,000
Australie	2,000

D'après le même auteur, la France compterait 73,975 Juifs.

Les États-Unis	16,576
La Hollande	52,518
L'Allemagne entière	1,250,000
L'Autriche	749,851
La Prusse	226,868
La Galicie	335,071
La Hongrie	249,760
L'Italie entière	37,000
Les États-Romains	12,900
L'Algérie	22,000
Tunis et Tripoli	32,000
L'Abyssinie	50,000
Le Maroc	540,000
La Turquie d'Asie	100,000
La Perse	100,000

En réfléchissant sur cette distribution géographique des Juifs, on est étonné de les voir habiter de préférence les contrées où ils sont le plus opprimés et d'en voir un si petit nombre aux États-Unis, en France qu'ils considèrent pourtant avec raison comme la terre promise de l'égalité des citoyens devant la loi et l'opinion publique.

telligence. Ils en ont fourni les preuves, ceci est incontestable, dans le négoce où les rejetait exclusivement pendant des siècles leur inégalité civile, et fréquemment aussi dans la philosophie, les arts, les sciences, même dans des temps d'oppression, à plus forte raison depuis leur émancipation. Ceci, nous l'avons démontré pour les Israëlites français, plus loin nous le démontrerons également pour ceux de l'Allemagne.

Il est encore un autre argument que l'on invoque pour prolonger indéfiniment la séquestration des Juifs dans une sorte de Ghetto de la vie civile.

Parmi les libres penseurs il en est qui méconnaissent l'unité de l'espèce humaine. Leur ignorance de la physiologie leur fait prendre les diverses *races* humaines pour des *espèces* totalement différentes. (1) A coup sûr ils n'ont pas réfléchi que le triomphe de leur doctrine aurait pour conséquence inévitable de détruire une des plus belles conquêtes des temps modernes : L'égalité naturelle entre tous les hommes, reconnue comme une vérité et traduite pratiquement chez les peuples les plus avancés par l'égalité civile. Ce serait nous rejeter aux serfs du moyen-âge, à l'esclavage antique, aux ilotes de la Grèce, aux castes de l'Inde. C'est bien la peine de s'intituler libres penseurs pour se poser en esprits rétrogrades !

Nous sommes étonné que ces diverses considérations, que nous venons d'émettre, n'aient pas déjà été faites depuis longtemps par les Allemands, nation intelligente pourtant — mais de peu d'initiative. Elles auraient suffi, pensons-nous, pour les faire sortir de l'or-

---

(1) On a vu récemment cette confusion commise — chose étrange — par un professeur de physiologie à l'École de Paris, feu Ph. Bérard. Pour ne pas admettre l'unité de l'espèce humaine, il niait l'axiome fondamental « *La génération témoigne de l'espèce* » et rejetait la loi suivante admise par Buffon et M. Flourens et formulée ainsi par Cuvier : « *Sont de même nature, c'est-à-dire de même espèce, les individus seuls qui peuvent donner des produits capables de se reproduire indéfiniment.*

nière des préjugés séculaires. Il faut, pour ne pas subir l'influence de ces préjugés, il faut en quelque sorte ne plus en respirer l'atmosphère. Ceci expliquerait peut-être pourquoi les 80,000 Allemands résidant à Paris, abjurant leur antipathie nationale dans ce milieu d'égalité et de lumière, ont récemment nommé pour président de la fête anniversaire de Schiller (10 novembre 1859) un Israëlite, M. le Dr Otterbourg. Un autre Israëlite, Méyerbeer illustrait la fête de son génie, en composant pour la circonstance une *cantate* qui mettait en relief la qualité dominante du maître : l'expression.

Le peu que nous venons de dire fait entrevoir au lecteur qu'elle doit être la position des Juifs en Allemagne. Leur état d'oppression, de séquestration varie avec chaque gouvernement. Ainsi dans quelques pays, en Autriche entre autres, il ne peuvent être nommés professeurs qu'après s'être fait baptiser. Tout récemment, le ministre de l'Instruction publique de Vienne vient de publier une ordonnance qui leur permet de se faire recevoir docteurs en philosophie et change la formule du serment prêté à cette occasion.

Dans les quatre villes libres, la séquestration civile doit, selon toutes probabilités, exister pour eux. Nous l'avons présumé en voyant d'autres mesures surannées encore en usage dans ces petits gouvernements ; à titre d'exemple citons un singulier règlement actuellement en vigueur à Francfort-sur-le-Mein et qui nous regarde particulièrement : Ne peuvent exercer la médecine à Francfort que les médecins qui sont, de par leur naissance, *bourgeois* de la ville. Il est vrai d'ajouter qu'un étranger peut devenir bourgeois en épousant une bourgeoise. Ces bons bourgeois d'une ville dite *Libre* ne comprennent-ils donc pas encore que le talent, le génie sont cosmopolites et ne sont point confinés aux barrières de leur octroi ?

En Prusse, les Juifs peuvent être assesseurs, notaires, mais pas juges. Il n'arrivent à être officiers que très-difficilement (1), comme du

(1) Il n'y a pas un seul roturier parmi les 56 dignitaires les plus élevés de l'armée prussienne. La Prusse, qui affiche hautement la

reste les simples bourgeois ; les nobles seuls ayant d'ordinaire cette prérogative d'un autre âge. Là comme dans le reste de l'Allemagne les Juifs ne peuvent être nommés professeurs qu'après avoir été préalablement baptisés. Cependant une demie exception a été faite récemment à Berlin en faveur de Traube, nommé professeur *extra-ordinaire* de clinique mais avec les honoraires de professeur *ordinaire* (encore une exception). Et à la même époque Frerichs, qui est chrétien, était nommé professeur *ordinaire* au lieu et place de ce même Traube qui a infiniment plus de talent que lui. Qui est-ce qui perd à cette préférence inintelligente ? Les élèves, la science, les malades...

Les Prussiens qui affichent hautement la prétention de marcher à la tête de l'Allemagne devraient justifier cette prétention en marchant tout d'abord en tête du progrès et en répudiant ces préjugés surannés qui les font vivre un ou deux siècles en arrière de certaines autres contrées de l'Europe. La France qui ne fait pas plus acception de nationalité que de religion quand il s'agit d'honorer le talent (1),

---

prétention de marcher à la tête de l'Allemagne, ne marche guère en tête du progrès, comme on le voit, en fait d'égalité civile. Si Napoléon avait suivi de tels errements, de combien de généraux, de maréchaux illustres il aurait privé ses glorieuses armées ! Sur ce point les Turcs s'y prennent d'une autre façon que les Prussiens, les Turcs qui recrutent leurs hommes de mérite indistinctement dans toutes les classes, même parmi leurs esclaves. Chez eux, le titre de *Pacha*, titre de noblesse, n'est accordé qu'à l'homme en particulier et non à ses descendants. Ils n'admettent que la noblesse personnelle, *viagère*, qu'ils considèrent comme étant la seule véritable ; car ils croient avec le poète que

Les fils des héros jamais ne leur ressemblent.

Aussi la noblesse héréditaire leur paraît-elle un tour de faveur imméritée par des gens qui n'ont que *la peine de naître*, suivant l'expression de Baumarchais.

(1) Cette manière d'agir, tout à la fois si noble et si intelligente, n'est pas une des moindres causes assurément qui aient valu au caractère français cette sympathie universelle de la part des

la France leur a donné récemment une leçon dont ils devraient bien profiter. Le célèbre philologue S. Munk, se voyant refuser l'entrée des bibliothèques de Berlin à cause de sa qualité d'Israëlite, quitta cette patrie inhospitalière, il y a 20 ou 25 ans, et se réfugia à Paris pour y continuer ses études sur les langues orientales. Ses beaux travaux viennent de le faire nommer membre de notre Institut qui déjà possédait à ce titre ses deux savants co-religionnaires, M. Franck et M. Halévy.

A la révolution de 1848, à Berlin, les Juifs se sont montrés les premiers sur les barricades parce qu'ils avaient le plus de droits à conquérir. On leur en a concédé plusieurs et entre autres celui du mariage avec les chrétiens. Mais depuis, un ministère piétiste le leur a retiré. Qu'arrivera-t-il? C'est qu'à la première révolution les Juifs seront encore les premiers sur les barricades parce que ce sont toujours eux qui auront le plus de droits à conquérir, et le premier de tous les droits dans nos sociétés modernes, l'égalité civile.

Il nous serait difficile de donner la liste des célébrités en tous genres que peuvent réclamer les Juifs allemands, n'ayant pris aucune note à ce sujet : d'autant plus que cette liste serait fort longue, car, si nous en croyons certains renseignements, ils ne compteraient pas moins de cinq cents illustrations dans les arts, les sciences, la philosophie, la littérature; parmi les rédacteurs des journaux politiques de la Prusse et de l'Autriche, un très grand nombre seraient Israëlites.

Nous nous bornerons donc à citer les noms qui nous reviennent à

---

nations étrangères, sympathie qui fait que chacune de nos grandes commotions politiques (1789, 1830, 1848) a son retentissement, son écho dans les autres pays de l'Europe. M. de Humboldt exprimait ce fait d'une manière piquante, quand il disait à un Français, prenant congé de lui, quelques années après 1848 : « Faites donc en sorte de bien vous porter dans votre pays. » — Pourquoi donc ? — C'est que, lorsque la France est enrhumée, toute l'Europe éternue. »

la mémoire, ou qu'on nous a rappelés, d'abord, parmi les Juifs non baptisés :

Le poète autrichien Saphir, mort tout récemment;

Meyerbeer, la plus grande illustration actuelle de l'Allemagne musicale ;

Stern, professeur *ordinaire*, à l'Université de Gœttingue ;

Gustave Weil, professeur *extra-ordinaire* d'hébreu, et bibliothécaire de l'Université de Heidelberg (1) ;

Valentin, professeur *ordinaire* de physiologie à l'Université de Berne ;

Le micrographe Remak, professeur *ordinaire* ;

Traube, professeur *extra-ordinaire* de clinique à Berlin ;

Le syphilographe Behrend, *oberphysicus* (président du Conseil de salubrité), à Berlin ;

Trois rédacteurs en chef de journaux de médecine : le docteur B. Hirschel, à Dresde, le docteur Altschul, à Prague et le docteur Veitmayer, à Leipsick (2) ;

Ensuite, parmi les Juifs baptisés :

Le micrographe Lébert, professeur *ordinaire* de clinique médicale, d'abord à Zurich, puis à Breslau ;

---

(1) M. Gustave Weil, orientaliste distingué, occupe à Heidelberg la chaire d'hébreu, mais seulement à titre de professeur *extra-ordinaire*, avec 200 florins (630 fr.) d'appointements, environ ce que reçoit un des sous-bedeaux, agents subalternes de la police universitaire ; et cela, après avoir été 23 ans bibliothécaire de l'Université, et la publication de nombreux ouvrages, dont un seul sans doute eut suffi à assurer à un chrétien une place de professeur *ordinaire*.

L'enseignement de M. Weil, n'est pas le moins du monde en jeu, puisque le ministre du duc de Bade a exigé qu'il continuât son cours comme par le passé,— c'est-à-dire, sans appointements et sous le titre de professeur *extra-ordinaire*. C'est une nouvelle manière d'exploiter les Juifs inconnue du moyen-âge. Nous recommandons cette mesure économique aux Universités et aux Gouvernements obérés.

(2) Plus loin, nous citerons quelques Israëlites qui se sont distingués dans la littérature allemande.

L'écrivain Romberg, professeur *ordinaire* ;

Sigmund, professeur *ordinaire* de clinique syphilitique à Vienne ;

Le docteur Veit, ex-professeur à l'Université de Vienne, actuellement l'un des plus éloquents prédicateurs de l'Autriche ;

Son frère puîné, le docteur Veit, qui l'a remplacé dans la chaire de la même Université.

En terminant, nous dirons aux Allemands de tous les gouvernements : « Répudiez vos préjugés surannés, en accordant complètement l'égalité civile aux Juifs, qui déjà possèdent si pleinement l'égalité d'intelligence, de talents. — Ce qui n'est plus à démontrer.

« La position sociale qu'ils avaient dans un autre âge, ils ne doivent plus l'avoir dans les temps modernes. Qu'au moyen-âge, ils aient été exclus de la société civile, exclus de l'enseignement, cela se conçoit : alors, les lois de l'Etat étaient celles de l'Église et les sciences étaient subordonnées à la théologie chrétienne. Or, l'Eglise les rejetant de son sein, logiquement, ils devaient être rejetés et de la société et de l'enseignement. Mais à l'heure qu'il est, la séparation entre l'Eglise et l'Etat devenant chaque jour plus complète, tout comme le divorce entre la théologie et les sciences, il ne serait plus logique d'exclure les Juifs de la Société civile non plus que de l'Enseignement. Si pourtant sur ce dernier point on veut faire une restriction, qu'on leur réserve plus spécialement les sciences naturelles, sans toutefois leur interdire les sciences morales.

« C'est l'éducation qui fait *tout* l'homme, sinon à la première, du moins à la seconde ou troisième génération. Tels vous considérerez, tels vous traiterez les Juifs, tels ils seront. Si vous les méprisez, ils se montreront dignes de mépris ; si vous les estimez, ils se montreront dignes d'estime. Ce que nous avançons ici, vous pouvez certes le constater en France, où les Juifs jouissant de tous les droits de citoyens, seulement depuis deux générations, se sont tellement transformés, que déjà on ne les distingue plus au milieu de leurs nouveaux compatriotes. Au dessus de la noblesse de race, il y a donc deux autres sortes de noblesse : la noblesse du cœur et la noblesse de l'intelligence qui, désormais, sont appelées à régenter le monde.

« En réhabilitant cette race orientale si active, si intelligente, vous favoriserez l'éclosion de talents, de génies peut-être, qui illustreront la nationalité allemande, comme l'ont fait Schiller, Gœthe, Meyerbeer, etc., etc. » (1)

---

(1) C'est le cas ici, de rappeler à l'adresse des Gouvernements allemands quelques nobles paroles que prononca en faveur des Israëlites, au Parlement de 1833, lord Macaulay,— ce *défenseur-né* de tous les opprimés et qui, tour à tour, lutta pour l'abolition de l'esclavage des noirs, et l'émancipation des Irlandais et des Juifs :

« ..... On nous dit encore que les Juifs sont une race inférieure, une race sordide et une race cupide ; qu'ils sont hostiles à toute honorable tentative ; qu'ils ne savent ni semer, ni moissonner ; qu'ils n'ont plus ni bétail, ni troupeaux ; que l'usure et ses pratiques constituent la seule habitude d'Israël, et qu'en son âme il n'y a place pour aucun sentiment élevé. Ce fut, en vérité. dans chaque âge, le raisonnement des bigots. Ils ne manquent jamais d'invoquer en faveur de la persécution les vices qu'engendre cette persécution même. l'Angleterre n'a été pour les Juifs, qu'une marâtre , et nous leur reprochons de n'être que de froids patriotes pour cette Angleterre. Nous les traitons comme des esclaves, et nous nous étonnons qu'ils ne nous regardent pas comme des frères. Nous les rejetons dans des occupations basses, et nous nous étonnons de ce qu'ils n'embrassent pas des professions honorables. Il leur est défendu de posséder la terre et on leur reproche de s'appliquer au commerce. Les voies légitimes de l'ambition leur sont fermées et l'on se plaint de les voir chercher un refuge dans l'avarice. Pendant des siècles, nous avons constamment, vis-à-vis d'eux, abusé de la supériorité de nos forces, et nous sommes dégoutés de les voir s'abriter derrière la ruse, la ruse défense naturelle et universelle du faible contre la violence du puissant ! mais, en vérité, Israël a-t-il toujours été une nation de changeurs, de trafiquants et de capitalistes ?...

« Il sait (l'honorable membre auquel répond l'orateur), il sait, qu'à l'enfance de la civilisation, quand nos îles étaient aussi sauvages que la Nouvelle-Guinée, quand les lettres et les arts étaient inconnus dans Athènes, quand une cabane de chaume marquait à peine la place où s'éleva Rome, ce peuple méprisé avait ses villes de guerre.

Ce disant, nous nous adressons plus particulièrement aux Gouvernements qui, en fait de progrès, paraissent vouloir marcher à la tête de l'Allemagne. Nous nous adressons également à la Suisse, qui fait partie de la Confédération Germanique, sinon au point de vue politique, du moins au point de vue universitaire ; à la Suisse qui, par-

---

ses palais de cèdre, son temple splendide, et ses flottes marchandes, et ses écoles de sainte écriture, ses hommes d'Etat, ses soldats, ses philosophes, ses historiens et ses poètes. Quel peuple jamais a plus lutté contre des masses envahissantes, pour son indépendance et sa religion ? Quelle nation, dans les transes d'une dernière agonie, a donné preuve plus signalée de ce que peut accomplir un noble désespoir ? Que si, dans le cours des âges, les descendants opprimés de ces guerriers et de ces sages ont dégénéré ; que s'ils ont perdu les qualités de leurs pères ; que si, dépouillés du bienfait des lois, et courbés sous le joug de la servitude, ils ont contracté les vices des esclaves et des voleurs, oserons-nous leur en faire un reproche ? N'y a-t-il pas là, pour nous, au contraire, un sujet de honte et de remords ? Eh bien ! rendons-leur, enfin, justice, ouvrons-leur toute grande la porte de cette Chambre, ouvrons-leur l'entrée de ces carrières, dans lesquelles ils pourront déployer et leur habileté et leur énergie. Tant que pareille chose n'aura pas été faite, ne soyons plus assez téméraires pour affirmer qu'il n'y a pas de génie parmi les enfants d'Isaïe, et pas d'héroïsme parmi les descendants des Macchabées.

« En appuyant la motion de mon honorable ami, je défends, c'est ma ferme croyance, l'honneur et les intérêts du christianisme. Je croirais insulter à cette religion sainte, si j'affirmais qu'elle ne peut se soutenir que par des lois intolérantes. Sans ces lois elle a vaincu le monde, et sans ces lois elle doit triompher dans les siècles. Elle a prévalu sur les superstitions des nations les plus raffinées comme les plus sauvages, sur la mythologie enchanteresse des Grecs comme sur l'idolâtrie sanglante des forêts du nord. Elle a prévalu sur le pouvoir de la politique de Rome. Elle a dompté ces barbares qui avaient comme englouti l'Empire romain. Mais toutes ces victoires ont été gagnées, non par le secours, au contraire en dépit de l'intolérance. L'histoire entière du Christianisme prouve qu'il a peu à craindre du persécuteur comme ennemi, et beaucoup du persécuteur comme auxiliaire. »

conséquent vit dans la même atmosphère d'idées, et partage les mêmes préventions contre les Juifs, et cela, à un degré plus prononcé, car, si nous sommes bien informé, ceux-ci ne peuvent posséder un pouce de terrain sur le territoire des Treize Cantons (1). Que cette petite république ne donne pas occasion de médire des Gouvernements républicains, en fournissant, à ses dépens, de tels exemples d'intolérance et d'inégalité civile. Qu'elle imite sa sœur la république des Etats-Unis où les Juifs, comme tous les autres citoyens, jouissent d'une telle liberté dans ce pays du *Self-Governement* qu'ils ont été jusqu'à former une société pour la conversion des chrétiens.

Nous espérons que ces diverses considérations, que nous avons émises pour hâter l'émancipation des Juifs, seront entendues en Allemagne. Nous l'espérons d'autant plus que, déjà dans ce pays, l'opinion publique paraît favorablement disposée en leur faveur : témoins ces concessions qui leur sont faites chaque jour, témoin cette lettre que la *Revue Germanique* recevait récemment de son correspondant de Heidelberg et qu'on nous pardonnera de citer en son entier après l'avoir lue :

« Dieu me garde d'aborder maintenant la question de l'émancipation des Juifs ; elle est épuisée pour moi, — je n'admets plus qu'il en existe une. Cependant je ne veux pas quitter ce sujet sans répondre à des reproches qu'on adresse souvent ici à la population juive, et que je crois injustes.

« On se plaint généralement en Allemagne de l'esprit corporatif des Juifs, de ce qu'ils forment une tribu dans la nation. Ce reproche est fondé et il renferme, il faut l'avouer, un véritable danger pour la société. Elle n'a pas, en effet, d'ennemi plus terrible qu'une corporation qu'elle repousse de la vie commune comme une bande de pestiférés. Mais à qui la faute, je vous prie, aux Chrétiens ou

---

(1) Telle était la loi dans la plupart des cantons, mais depuis 1848, la législation a été modifiée à ce sujet, et on nous apprend qu'à Zurich, par exemple, les Juifs ont des propriétés immobilières.

aux Juifs ? Depuis le jour où Mendelsohn, l'apôtre de la tolérance, reprit au siècle dernier l'enseignement moral, rationnel du Talmud de Maïmonidès, le médecin de Saladin, et s'efforça, sous l'impulsion des idées nouvelles, d'arracher ses coréligionnaires à l'isolement dans lequel ils avaient vécu jusqu'alors et à les pousser à la conquête d'une position sociale dans l'État, n'a-t-on pas vu toute la partie éclairée de la population juive, qui ne supportait qu'à contre-cœur le despotisme de fanatiques rabbins, se jeter, dans la lutte avec une telle ardeur, que l'illustre philosophe, effrayé de son propre succès, se crut obligé de la contenir par la publication de son livre *Jérusalem* ? Toujours repoussés par d'odieux préjugés, les Juifs ne sont-ils pas revenus avec persévérance à l'attaque de la position qu'on leur disputait? Ils ne demandent qu'à prendre place au banquet de la vie allemande, qu'à se fondre dans la nation (1) ; mais une foule de mesquines petites passions tracent autour d'eux une muraille de la Chine et les condamnent à rester sur le pied de guerre, par bataillons serrés.

« D'autres déplorent la large place qu'ils ont conquise sur le Parnasse allemand, car, comme la plupart des villes d'Outre-Rhin, la littérature a sa rue des Juifs. On y lit les noms de *Boerne*, de *Rachel Varnhayen d'Ense*, de *Heine*, à côté de ceux de *MM. Maurice Hartmann*, *Berthald Auerbach*, *Mosenthal*, *Wolfsohn* ; — j'en passe et des meilleurs. Voulez-vous savoir pourquoi ? Un Allemand, M. Robert Prutz, le directeur du *Musée germanique*, vous répondra dans sa récente *Histoire de la littérature contemporaine*.

« Les femmes, dit-il, sont devenues, dans notre littérature, une puissance avec laquelle il faut compter : comme les Juifs, on commence à les rencontrer partout. Que ce rapprochement ne semble pas arbitraire : il existe en réalité. Tous deux, les Juifs et les femmes

---

(1) Pour cela, ils devraient abandonner, à tout jamais, certains usages traditionnels conservés encore dans quelques pays ; usages qui regardent leur langage, leur costume, leur coiffure et cette habitude des négociants Israëlites de mettre leur enseigne en caractères hébreux.

ne sont pas encore parvenus chez nous, à la possession complète de leurs droits naturels ; tous deux se sentent opprimés, blessés, brutalisés. De là vient qu'il se jettent également avec une ardeur pareille dans les belles-lettres, en partie pour combattre dans le champ clos de la publicité pour leurs droits méconnus, en partie surtout pour trouver dans le commerce idéal avec l'art et la science, une consolation des misères et des injustices de leur existence. C'est une chose triste à dire, mais elle doit être dite, *car c'est une vérité.* »

Le lecteur sera étonné, sans doute, qu'à propos de l'Enseignement universitaire en Allemagne, nous nous soyons étendu aussi longuement sur les Juifs et que nous ayons plaidé aussi vivement leur émancipation civile. Nous n'y avons pourtant aucun intérêt personnel, n'ayant été et, présentement, n'étant nullement leur coréligionnaire. Mais nous avons été entraîné par ce sentiment naturel de commisération que tout homme éprouve pour des malheureux. D'ailleurs, il nous restait dans la mémoire un souvenir triste et pénible, celui de ce *ghetto* polonais plus haut décrit, que nous voudrions voir disparaître à tout jamais. Du reste, il nous a semblé qu'en ce moment, où, en Europe, on parle si favorablement du réveil et du triomphe des nationalités, certains Gouvernements écouteraient plus volontiers ce que nous pouvons dire, au nom de la justice, pour la réhabilitation d'une des plus anciennes familles de l'espèce humaine ; famille contre laquelle, disait Lord Macaulay, on maintient la persécution au nom des vices que cette même persécution a produits et entretient chez elle. En tout cas, nous sommes assuré d'avance de voir notre plaidoyer bien accueilli par nos compatriotes qui sont, par nature, sympathiques à toutes les causes opprimées. Et nous espérons que les Juifs, comme d'autres races ou nationalités persécutées, auront occasion de répéter ce que disaient si justement les Américains par la bouche de Jefferson, à l'époque de la guerre de l'Indépendance : « *Tout homme a deux patries : la sienne d'abord, la France ensuite.* »

LES

VOYAGES MÉDICAUX

> Voyager est une manière d'ALLONGER la vie. En huit jours de voyage on assiste à autant d'événements qu'en un an au coin de son feu. Voyager, c'est donc décupler les agréments de la vie et les moyens d'instruction. Par là, plus vite s'enrichit l'esprit, plus vite se développe le jugement, plus vite s'acquiert l'expérience. Pour tout homme réfléchi, observateur, à mesure que recule, s'agrandit l'horizon des yeux; recule, s'agrandit l'horizon de l'esprit. FRANKLIN.

Autrefois, avant l'invention de l'imprimerie, il était indispensable de voyager pour s'instruire. Il n'y avait pas de livres ; les manuscrits étaient rares et toujours difficiles à se procurer. L'enseignement oral était pour ainsi dire le seul moyen de propager la science. Aussi voyons-nous, dans l'antiquité et au moyen-âge, les maîtres illustres être suivis de leurs disciples partout où ils allaient séjourner, dans les villes, dans les campagnes. A titre d'exemple, nous pourrions citer Abailard qui, pris du désir subit de la retraite, se réfugia dans une contrée déserte, et tout aussitôt deux à trois mille disciples d'accourir auprès de lui et de dresser leurs tentes autour de la sienne. Quand donc on voulait se mettre au courant des connaissances humaines de son époque, on se voyait obligé d'aller entendre en leur pays ou résidence chacun des savants qui les exposaient le mieux ou qui les avaient fait progresser. Et Dieu sait combien on devait voyager, car dans ces temps reculés il n'y avait point de grands centres d'instruction comme aujourd'hui : conséquemment les maîtres renommés étaient dispersés dans différentes contrées souvent fort éloignées les unes des autres.

Mais, présentement, nous avons ces grands centres d'instruction qui occupent presque toutes les célébrités, et d'ailleurs, — autre avantage plus précieux, — la presse périodique nous apporte chaque matin les découvertes du monde civilisé et met en communication tous les savants des deux hémisphères, sans qu'ils aient besoin de sortir de leur cabinet. Il semble que, grâce à ce nouvel ordre de choses, les voyages scientifiques — voyages d'instruction — soient devenus non plus nécessaires, mais superflus, une simple affaire de luxe. Il n'en est rien pourtant. De ce qu'ils ne sont pas indispensables comme autrefois, il ne faut pas conclure qu'ils ne soient plus fructueux. Nous allons essayer de démontrer leur utilité.

On a prétendu que l'histoire de la philosophie était le meilleur traité de philosophie. On pourrait dire aussi, et avec autant de raison, que l'histoire de la médecine est le meilleur traité philosophique de cette science. En effet, elle nous raconte comment on a résolu diversement les grands problèmes de la médecine théorique et pratique, — problèmes qui sont toujours les mêmes, en tous temps, en tous lieux, parce qu'ils ont éternellement pour sujet l'homme sain et l'homme malade. — En apprenant ces solutions si variées, souvent même opposées, nous sommes invités implicitement à ne pas recommencer un travail déjà fait par d'autres. En les comparant, nous reconnaissons les hommes qui ont le plus approché de la vérité ou de l'erreur, et par là nous sommes mis à même d'éviter l'une et d'atteindre l'autre, dans les questions de doctrines comme dans les questions d'application, — enseignement pratique, enseignement élevé s'il en fut! C'est bien là, en effet, le meilleur traité de philosophie *pratique* de la médecine.

Quelle société plus instructive que celle de tous ces grands hommes que nous pouvons bien appeler les *pères* de la médecine, comme on dit les pères de l'Église! En les fréquentant journellement, nous sommes amenés à les comparer. — Or, comparer c'est juger, — quand on a incessamment sous les yeux des termes si élevés de comparaison, votre jugement aussi s'élève en se développant.

On voit les hommes et les choses de plus loin et de plus haut, et, incité par cette nouvelle perspective, à se mettre en dehors et au-dessus de tous les systèmes, de toutes les coteries, on en vient bientôt à conclure philosophiquement comme le professeur Imbert-Gourbeyre : « En fait d'écoles, je n'appartiens qu'à la médecine qui les comprend toutes, et je n'ai d'autre ambition que celle de rester *médecin.* »

En effet, que sont habituellement les systèmes, sinon des points de vue divers sous lesquels on envisage la médecine ? Points de vue souvent vrais, mais incomplets, parce qu'ils n'ont dans leur champ qu'une partie, un côté de la science. — Réflexion qui avait fait dire à Pascal que l'erreur est une vérité incomplète.

Mais si, au lieu de lire les anciens auteurs, — trop souvent lettre *morte* pour nous, — nous pouvions les voir, les entendre, converser avec eux, nous les comprendrions bien mieux et ferions sur eux une étude plus complète. La réputation des uns y perdrait, celle des autres y gagnerait ; car si les derniers l'ont due à un mérite réel, les premiers en ont été redevables à leur éloquence, à leur style, à leur savoir-faire ou à des prôneurs enthousiastes.

Or, cette étude, que nous ne pouvons faire sur les morts fameux, faisons-la du moins sur les vivants illustres qui sont comme leurs héritiers, leurs successeurs naturels ; — et c'est chose très-possible, — non pas que les grands hommes reparaissent constamment identiques à des époques éloignées, en des pays divers. Mais ce que nous ne pouvons dire des hommes, nous pouvons le dire des doctrines qui, elles, reparaissent bien vraiment de temps à autre, ayant chacune des représentants remarquables qui les formulent diversement. Il est, en effet, incontestable que toutes les hautes questions doctrinales en philosophie, en médecine, ont été posées, résolues à toutes les époques. Ce sont bien toujours les mêmes erreurs, les mêmes vérités qui se reproduisent, affectant une forme différente suivant les lieux, les individualités, les siècles. Et cette double proposition, si c'en était le lieu, nous pourrions la démontrer l'histoire de la philosophie, l'histoire de la médecine en main.

On croit généralement que ce courant universel de la presse qui dessert tous les rivages, en mettant en communication les savants des contrées les plus éloignées, aboutit à les faire arriver tous au même niveau, à la même date scientifiques, à répandre une monotone uniformité parmi eux et à les faire obéir, esprits moutonniers, à des chefs de file le plus souvent inconnus, personnellement, de la plupart d'entre eux.

Or, c'est précisément le résultat contraire que l'on observe habituellement, sinon toujours. Tel médecin, par exemple, de New-Yorck, de Dresde ou de Cracovie qui, dans son for intérieur, caressait des idées, des théories en germe, qu'il n'osait divulguer, faire éclore, les voyant soutenues par la presse médicale de Montpellier, d'Édimbourg, s'empresse de les proclamer tout haut et de les développer hardiment. De la sorte chaque école, chaque doctrine va aux antipodes recruter ses partisans, accroître le nombre de ses arguments.

Ainsi donc la presse, au lieu de pousser, suivant certaines prévisions mal fondées, toutes les intelligences à un développement aussi uniforme que simultané, aide, au contraire, à la diversité des doctrines en mettant en relief la diversité des esprits, — diversité des esprits que favorise l'éclosion naturelle de tout génie individuel, non moins que les différences d'éducation, de climats, de races.

En faisant pour son instruction un voyage médical un peu complet on a lieu de constater le règne simultané des doctrines les plus diverses. Ainsi, pour ne parler que de notre époque, on peut voir présentement : en Italie, l'usage abusif des saignées, en Allemagne, leur proscription presque absolue ; les malades, en Italie, soumis à la diète broussaisienne, en Angleterre, réconfortés par les alcooliques en guise de tisane ; à Cracovie, l'école iatro-physique, iatro-mécanique renouvelée du XVIIe siècle. Et sans sortir du même pays, on peut observer la coexistence des théories les plus opposées, par exemple, en France : l'organicisme triompher à Paris, le vitalisme à Montpellier ; en Autriche : un organicisme, autrement exagéré que celui de Paris, régner côte à côte avec neuf ou dix hôpitaux homœopathiques. — Singulier contraste !...

Assister tour à tour aux changements à vue de ce spectacle qui se joue sur les bancs de l'Université ou dans les salles des hôpitaux, c'est presque accomplir en réalité ce voyage rétrospectif que nous ne pensions entreprendre que fictivement, en allant visiter sur les ailes de l'imagination les médecins illustres à travers les siècles passés. Seulement, en parcourant avec la pensée de M. Taine (1) des pays sous tous les points divers, nous avons l'avantage précieux de voir à l'œuvre les doctrines et les chefs d'école.

Au lieu de pâlir sur les feuillets poudreux d'un in-8 à chercher en vain les applications pratiques des différentes doctrines, nous les voyons — non plus lettre morte, — mais vivantes, agissantes dans la personne de leurs représentants. Utile enseignement ! car nous pouvons constater, par exemple, que le vitalisme à Montpellier, l'organicisme à Paris, l'École iatro-physique et mécanique à Cracovie aboutissent, résultat inattendu, à traiter les malades à peu près de la même manière (2). Quels sont donc les médecins qui se contredisent, qui manquent de logique ? Est-ce que tous ne sont pas forcés d'écouter la grande voie de la tradition, de l'expérience, souvent contrairement à leurs théories ? Ah ! combien est juste la pensée du professeur de Clermont citée plus haut !

Outre les doctrines, nous voyons aussi à l'œuvre les chefs d'École. L'épreuve clinique est le tribunal qui juge en dernier ressort les

---

(1) Car j'imagine qu'on voyage pour changer non de lieu, mais d'idées..... En parcourant l'Europe vous rencontrerez trois ou quatre siècles ! Telle famille est du XVIIe siècle, tel hameau est barbare. Voyager dans l'espace, c'est donc voyager dans le temps, — parfois en arrière, parfois en avant. H. Taine.

(2) Il faut pourtant en excepter quelques rares systématiques qui, à l'exemple d'un professeur de Paris bien connu, poussent jusqu'au bout la logique de l'erreur.

hommes et leurs doctrines. Nous pouvons observer, au lit du malade, comment ils concilient les exigences de leurs théories avec les difficultés de la pratique ; et leurs contradictions elles-mêmes, comme celles signalées tout-à-l'heure, nous seront un enseignement fructueux dans notre vie de praticien.

Mais il arrive aussi, qu'en voyant de près, de trop près, les doctrines médicales et leurs fondateurs, le prestige qui, de loin, les environne, disparait, et pour un grand nombre des uns et des autres on est tenté de répéter ce que le fabuliste disait des bâtons flottants sur l'eau.

Impression plus féconde en heureux résultats qu'on ne le pense. Car en approchant ces chefs d'École on a parfois l'occasion d'assister à l'éclosion, à la floraison ou à l'ensevelissement de doctrines fameuses.... au règne éphémère. Et l'on s'aperçoit bien vite, hélas! que ces seigneurs suzerains, ces hauts justiciers de la science ne sont que des hommes comme nous, soumis à toutes les conditions malheureuses de l'humaine nature.

Dès lors, on ne croit plus aux grands hommes, on perd la foi en eux et l'on acquiert la foi en soi. Votre personnalité intellectuelle se fait jour, votre libre arbitre scientifique se dégage. Vous ne voyez plus par les yeux d'autrui, mais par vos propres yeux. Au lieu d'interroger les interprètes — souvent fautifs — de la nature, vous vous adressez à la nature elle-même. Vous n'acceptez plus le dire des illustres que sous bénéfice d'inventaire. Vous jugez et les hommes et les choses ; et, ce faisant, votre jugement s'exerce, se développe et arrive précocement à sa maturité. La féodalité intellectuelle a disparu pour faire place à la souveraineté individuelle, — quitte plus tard à reconnaître à l'occasion et passagèrement pour vos maîtres ceux qui, dans la pratique, se montrent plus habiles que vous.

En France, grâce à l'égalité civile la plus complète, les hommes de talent, quelle que soit leur naissance, peuvent arriver aux fonctions les plus élevées et exercer autour d'eux une légitime influence en rapport avec leur mérite. Si l'égalité est chose possible chez les hommes vivant en société, elle est bien autrement réalisable dans cette société des esprits qu'on appelle si justement la république des lettres. Là, du moins, elle a toujours existé et de droit et de fait. Et, en laissant chaque intelligence grandir, se développer avec toute l'expansion de sa nature et dans la plénitude de sa force, elle a singulièrement contribué aux progrès de la civilisation. Chacun regardant de son côté, c'est le moyen de voir le tout de chaque chose. Si la nature nous paraît impénétrable, c'est qu'apparemment un seul homme est impuissant à la comprendre, et pour atteindre ce but il faut les efforts réunis de l'humanité tout entière.

A la place des préjugés (1) de toutes sortes au milieu desquels nous naissons, vivons et mourons, il faut mettre l'observation avec sa fécondité toujours nouvelle, l'observation de chaque homme regardant diversement la nature avec les yeux de son corps et les yeux de son esprit (2).

Nous ne voulons pas dire, cependant, que chacun doive recommencer pour son propre compte la science *ab ovo*, considérant ainsi comme non avenues toutes les connaissances léguées par la tradition. Ailleurs, en nous appuyant de l'autorité de Pascal et de son compatriote, le professeur Imbert-Gourbeyre, nous avons blâmé énergiquement (3) ces hommes qui s'imaginent que pour créer la

---

(1) *Præ-judicium*, juger avant d'observer, avant de raisonner.

(2) Un professeur de peinture à l'École de Toulouse a récemment publié un livre dans lequel il soutient que la loi *similia similibus* est beaucoup plus vraie en peinture qu'en médecine. Les peintres, dit-il, les coloristes surtout voient chacun les objets de la couleur de leur iris. Est-ce que chacun de nous n'aurait pas une sorte d'iris *intellectuel* à travers lequel l'esprit voit et juge toutes choses?

(Voir les citations de Gœthe et de Schiller, p. 132.

(3) Voir l'*Enseignement clinique en Allemagne, particulièrement à Vienne*, p. 43.

médecine *exacte* (et ils affichent naïvement cette prétention) ils doivent *systématiquement* faire *table rase* de tout le passé.

Entreprendre la révision totale de la tradition est chose impossible à un seul homme, même dans une seule branche de nos connaissances. Mais chacun, en particulier, peut chercher à réviser, à contrôler tel ou tel point, le réfutant ou le consolidant. Il le peut et il le doit ; car s'il y a une tradition de vérités, il y a aussi côte à côte une tradition d'erreurs. — Distinction que ne font pas malheureusement ces enthousiastes qui, sans contrôle, acceptent tout ce qui a été écrit avant telle date et rejettent tout ce qui l'a été depuis. C'est à ces hommes, chez qui le parti-pris supprime le jugement, qu'il faut rappeler le mot de Buffon : *distinguer, c'est savoir.* Du reste, si les partisans outrés de la tradition ne veulent pas accepter de notre part cette distinction que nous venons d'émettre à son sujet, ils l'accepteront peut-être de Baglivi, l'un des représentants les plus illustres de cette même tra dition ; de Baglivi qui, sous une autre forme, exprimait la même pensée que nous, alors qu'il disait avec une concision plus admirable que son latin :

Liberam profiteor medicinam : nec ab antiquis sum, nec à novis : utrosque, ubi veritatem colunt, sequor.

On comprendra qu'après avoir distingué les deux sortes de traditions nous devions dire, — et sans craindre d'objections de la part de la *jeune École*, — que nous sommes pour le progrès dans la tradition. Le monument de nos connaissances, édifié par un architecte, la tradition, est restauré, achevé par un autre architecte, le progrès.

Les considérations précédentes auront, à coup sûr, préparé le lecteur à conclure avec nous que les voyages médicaux, en mettant pour ainsi dire l'histoire de la médecine *en action*, nous donnent la meilleure instruction théorique et pratique, et activent singulièrement notre développement intellectuel. Dès lors on ne sera pas étonné d'apprendre qu'en Russie, en Allemagne, les gouvernements, les villes et même de simples particuliers consacrent annuellement des sommes importantes pour faire voyager à l'étranger de jeunes médecins intelligents. Mais on le sera probablement un peu plus de ce qu'un tel exemple ne soit pas suivi en France où cela est pourtant le plus nécessaire, précisément parce que c'est le pays qui donne à ses nationaux l'éducation la moins cosmopolite.

De ce que nous avons dit combien sont avantageux les voyages d'instruction, il ne faut pas conclure qu'ils le soient à toutes les époques de la vie. Il y a un âge pour les voyages comme pour toutes choses (1). Platon ne voulait pas qu'on se mît en route avant quarante ou cinquante ans, afin de rendre la pérégrination plus utile et plus instructive. Nous croyons, au contraire, que pour voyager avec fruit il faut être jeune ou du moins encore dans toute la vigueur de la maturité, à cet âge où l'on est disposé à marcher, à changer de *lieux* et d'*idées*, à « frotter et limer nostre cervelle contre celle d'aultruy..... » (2), à tout voir pour tout comparer et par conséquent tout juger après avoir vu ; car ce serait la plus « *fascheuse suffisance, qu'une suffisance pure livresque !* » (3).

Si, avant le départ, on a des idés faites (4), arrêtées, inutile de

(1) Si, dans nos considérations sur les voyages médicaux, nous nous permettons d'indiquer dans quelles conditions on doit les accomplir et comment il faut en faire le compte-rendu, nous prions le lecteur d'envisager tout ceci comme des opinions personnelles, par conséquent sujettes à controverse. Nous ne prétendons nullement poser des règles irréfutables en pareille matière, et encore bien moins avoir donné, dans nos deux publications sur l'Allemagne, un modèle à suivre à l'appui de nos idées émises à ce sujet. Car il est plus facile de dire ce qu'on doit faire que de l'exécuter.

(2) Montaigne.

(3) Montaigne.

(4) Il va de soi qu'il ne faut se mettre en route qu'après avoir achevé ses études médicales, sous peine de rendre son voyage plus ou moins improductif. Car si, comme le dit M. Littré, on ne doit lire les médecins de l'antiquité que lorsque déjà on connaît les modernes, on ne peut, non plus, aller étudier la médecine à l'étranger qu'après s'être pénétré de l'enseignement national.

se mettre en route ; car ces idées peuvent être erronées ; or, dit Hobbes, quand les hommes ont une fois acquiescé à des opinions fausses, et qu'ils les ont authentiquement enregistrées dans leur esprit, il est aussi impossible de leur faire entendre raison que d'écrire d'une manière lisible sur un papier tout barbouillé d'écriture.

Si l'on ne doit entreprendre un voyage d'instruction qu'à cet âge où, l'intelligence ouverte à tout progrès, on est plus enclin à accepter toutes choses qu'à les rejeter, ce n'est pas à dire qu'on ne doive pas avoir l'esprit de critique ; loin de là, car, dit très-justement Rivarol, *l'esprit de critique est un esprit d'ordre* qui juge, classe et met chacun à sa place, hommes et choses.

Nous n'admettons et préconisons la critique qu'en l'interprétant et l'appliquant suivant le sens étymologique du mot grec (χρινω, juger). Car la critique, comme on l'entend ordinairement, la critique *négative* ne montre dans une personne, une chose, que le côté fâcheux, tandis que la critique *positive*, la seule utile, la seule féconde, dit le bien et le mal, puis indique comment il faut faire disparaître et remplacer ce qui est défectueux.

Il ne faut pas entendre autrement la controverse, la discussion, — sorte de critique mutuelle, réciproque, — si l'on veut qu'elle soit profitable. C'est ainsi, du moins, que l'entendait un grand esprit, considérant la discussion dans le sens le plus élevé. Quand on veut, dit Pascal, reprendre avec utilité, et montrer à un autre qu'il se trompe, il faut observer de quel côté il envisage la chose (car elle est vraie ordinairement de ce côté-là), et lui avouer cette vérité. Il se contente de cela, parce qu'il voit qu'il ne se trompait pas, et qu'il manquait seulement à voir tous les côtés. On n'a pas de honte de ne pas tout voir, mais on ne veut pas s'être trompé ; et peut-être que cela vient de ce que naturellement l'esprit ne peut se tromper dans le côté qu'il envisage, comme les appréhensions des sens sont toujours vraies.

Nous avons, pensons-nous, démontré l'utilité des voyages médicaux; mais nous ne les avons point pour cela rendu possibles à tous les jeunes médecins qui, pour une cause ou pour une autre, ne pouvant les accomplir, sont ainsi privés de ce complément d'instruction. Comment donc, pour eux, obvier à cet inconvénient ? Quelle compensation leur offrir ? Tout simplement le récit de ces voyages médicaux, récit fait par ceux qui les ont exécutés. Chacun d'eux les racontera diversement ; cette diversité d'impressions correspondra à la diversité d'intelligences des lecteurs. Et selon toute probabilité, ceux-ci trouveront chacun parmi les narrateurs un esprit qui aura vu les hommes et les choses sous le même point de vue qu'eux-mêmes les auraient envisagés en pareille occurence.

Le récit de ces voyages est utile non seulement aux lecteurs, mais encore aux narrateurs eux-mêmes. En effet écrire, c'est enseigner, comme nous le disions plus haut. Or, pour enseigner un chose par la plume ou par la parole, on est forcé de l'étudier à fond et d'en avoir une notion beaucoup plus précise. Le travail de rédaction vous oblige à faire, sur votre voyage, un véritable examen de conscience et à en poser catégoriquement le bilan, le produit brut et le produit net.

Il en est des voyages comme de la lecture ; il ne faut pas se dire : j'ai lu tant d'auteurs, tant de volumes ; mais, n'envisageant que le produit net : tel auteur, tel volume m'a rapporté tant d'idées. Et de même, après un voyage, on ne dira pas : j'ai parcouru tant de kilomètres, visité tant de contrées, tant d'Universités, suivi tant de professeurs ; mais bien : telle Université, tels professeurs m'ont rapporté tant d'idées.

Vous ne feriez pas pour autrui un tel compte-rendu de votre excursion scientifique que vous devriez le faire pour vous-même. De la sorte vous reconnaîtrez beaucoup mieux ce que vous saviez au moment du départ et ce que vous avez acquis depuis. Et, obligé de formuler vos idées à ce sujet, vous en aurez une conception beaucoup plus nette, et vous les fixerez à tout jamais dans votre esprit.

Une fois arrêté, le projet de faire ce compte-rendu, se présente une double question : quel sera le mode de cette rédaction et quelle en sera la matière ? Nous allons exprimer notre opinion à ce sujet, tout en répondant à une demande qui nous a été adressée.

Parmi nos lecteurs, quelques-uns aussi curieux qu'indulgents à notre égard, — ce qui est beaucoup dire, — nous ont vivement engagé à continuer le récit de nos pérégrinations au-delà du Rhin.

Eût-on fait, pour son instruction médicale, le séjour le moins fructueux dans les Universités étrangères, il serait facile néanmoins, avec un peut d'art, d'étendre, de délayer ses notes, souvenirs, impressions de voyages en un ou deux volumes d'un format respectable. Pour cela le procédé est très-simple : on fait un chapitre sur la politique, un chapitre sur les mœurs du pays, un troisième sur l'économie politique, un quatrième sur le pittoresque des contrées parcourues. On dit les fleuves que l'on a descendus sur un steam-boat ou un pyroscaphe (bateau à vapeur est un terme trop vulgaire), etc. etc. Puis dans ces divers chapitres on dissémine agréablement ses aventures personnelles : on cite le médecin de tel prince, de tel roi qui vous a poliment offert le thé, les écrivains et professeurs avec qui vous avez but de la bière. Vous devez charmer le lecteur avec tous ces détails surtout si vous y ajoutez le récit de quelques excentricités que vous ont offert les hommes ou les choses (1). Et l'on conclut en intitulant, par exemple, ce *pot pourri*

(1) Ainsi, l'un apprendra au lecteur qu'il existe encore à Dresde d'élégantes chaises à porteurs qui, abritées sous les portes cochères par groupes de cinq à six, font concurrence aux voitures de remise.

Un autre imitera peut-être ce médecin anglais qui, rendant compte de son passage dans notre ville, disait que ce qui l'avait le plus frappé à l'école de Lyon, c'était le bonnet carré professoral du chirurgien-major de cette époque (1845).

Du reste, pour ce qui regarde l'Allemagne, par exemple, il n'est pas besoin de sortir du champ des excentricités purement médicales, si l'on veut égayer son récit plutôt qu'instruire le lecteur. A titre de spécimens, nous citerons brièvement les deux suivantes :

de souvenirs hétérogènes : *Voyage* MÉDICAL *en Allemagne !* »

D'autres, qui ne sont pas aussi fantaisistes, veulent que le sujet de leur voyage *médical* réponde au moins quelque peu à son titre. Au lieu donc de promener le lecteur dans toutes les contrées qu'ils

---

L'école du *Système de l'histoire de la nature* prétendait que l'homme, avant d'atteindre son complet développement, traversait successivement et en allant de bas en haut, tous les échelons de l'animalité inférieurs au type humain. Ainsi, il était successivement zoophyte, mollusque, poisson, reptile, oiseau, mammifère, etc. *Schelling*, l'auteur de cette doctrine, pensa que la même métamorphose avait lieu dans l'organisme malade. Cette idée fut développée et appliquée par des médecins qui soutinrent que l'homme, à l'état de maladie, descendait, suivant l'espèce morbide, un ou plusieurs échelons de l'animalité. Ainsi, le rachitisme le rapprochait des mollusques ; l'hydropisie des vers hydatides, les affections gastriques de l'espèce bovine, parce que, dans ce dernier cas par exemple, la langue est blanche, l'urine épaisse et trouble, comme chez les animaux de cette catégorie, et que les renvois et les vomissements sont analogues à la rumination.

Doctrine des Mues. (Voir les ouvrages du professeur *Schultz*). « Partant de cette idée que tous les corps vivants ne se maintiennent qu'au moyen du *renouvellement* incessant des éléments organiques, les inventeurs de ce singulier système imaginent que ce renouvellement est semblable aux phénomènes de mue qui se passent sur les organes extérieurs de quelques animaux. Ainsi, à certaines époques de l'année, les oiseaux perdent leurs plumes, les chevaux leurs crins, les cerfs leur bois, etc. Les choses se passent d'une manière analogue pour les éléments des organes, pour les corpuscules sanguins, pour les matières du plasma chez l'homme.... La santé ne subsiste que grâce à la continuelle répétition de ces deux actes : régénération et mue des éléments organiques ; et ce sont aussi ces actes qui sont altérés dans la maladie. Celle-ci survient quand la mue est trop faible ou même s'arrête, et quand elle est trop forte, trop accélérée, excessive. » (*Aperçu sur la médecine contemporaine de l'Allemagne, par le docteur S.-J. Otterbourg*, 1852).

Le professeur *Schultz* indique, dans sa *Pathologie*, les moyens de diagnostiquer la stase et l'accélération de la mue, et dans sa *Thérapie*,

ont parcourues, sur tous les pyroscaphes qui les ont transportés, ils le font voyager dans le monde des théories et des doctrines médicales : monde, pour eux, sans limites et sans horizon. Car leur esprit digressif aborde sans façon et sans suite toutes les questions dogmatiques ou pratiques qui, à tort ou à raison, ont surgi dans leur esprit en exécutant ou en écrivant leur voyage. Ce procédé vous permet, il est vrai, de parler à votre gré *de omnibus rebus et de quibusdam aliis ;* mais, si vous n'y prenez garde, il vous conduit inévitablement à imprimer volumes sur volumes, alors qu'il eût suffi d'une courte et substantielle brochure pour exposer le résultat intéressant de vos pérégrinations. Du reste, vous reconnaissez bien vite votre faute et en trouvez la punition en cherchant vainement des lecteurs pour vos incohérantes divagations.

Ce serait un point de vue doublement faux que d'entendre ainsi le compte-rendu d'un voyage médical : — Faux au point de vue médical ; inutile d'en dire les motifs. — Faux, même au point de vue purement littéraire ; nous allons essayer de le démontrer.

En effet, ce serait vouloir donner un pendant au *voyage* de Chapelle et Bachaumont ; boutade heureuse dont on a fait, en l'imitant, un genre artificiel et factice, dit M. Sainte-Beuve. Leur ouvrage est, ou plutôt a paru joli alors que l'hôtel de Rambouillet donnait le ton aux beaux esprits, mais le genre reste faux. Le voyage n'était que le prétexte et le cadre à la raillerie et à la satire : les imitateurs ont fait du cadre la chose essentielle, il y a eu de leur part un véritable quiproquo. Eh ! pourtant ce n'étaient pas des sots que ces imitateurs ; il suffit de citer Bertin, Boufflers, Le Franc de Pompignan, Parny, Desmahis, Regnard, Hamilton, La Fontaine, Voltaire.

---

les agents qui remédient à l'un et à l'autre de ces deux états morbides.

Pour les juger, il suffit d'exposer de telles doctrines, qui relèvent, l'une de la magnanerie, l'autre de Granville, bien plus que du médecin.

Ils se sont tous mis à voyager en vers et en prose en se ressouvenant plus ou moins du premier modèle, il en est résulté, comme nous le disions plus haut, un genre artificiel et factice. « C'est depuis la barrière de Paris et le premier village un parti-pris de plaisanterie et d'agrément. Ce sont tous gens qui se mettent en chemin non pour regarder et voir les choses comme elles sont, mais pour y porter leur esprit, leur manière de dire, et en égayer leur coterie de ville. » (1).

Maintenant, plus que jamais, il faut repousser, combattre ce genre littéraire ; car aujourd'hui, a-t-on dit, l'esprit envahit tout ; on ne peut ouvrir un livre nouveau sans trouver une page spirituelle. Ce qui manque trop souvent, c'est le bon sens et le savoir. S'attacher à ces deux points négligés par la multitude est peut-être la méthode la plus sûre pour se placer parmi les écrivains originaux, — appréciation singulièrement juste. — C'est qu'en effet « le bon sens et le génie sont de la même famille ; *l'esprit n'est qu'un collatéral* » (2). Et ajoutez que le style se ressentira inévitablement et du sujet et de la forme d'un tel écrit. On a fait un *voyage*, genre artificiel ; on fera systématiquement de l'esprit, autre genre artificiel ; on veut faire de l'esprit, on aura un style prétentieux, maniéré ; encore un genre artificiel. Car tel est la logique impitoyable de ce cercle vicieux. On est amené de la sorte à méconnaître cette grande loi littéraire de l'antiquité : *ars suprema est, artem non apparere*. L'art suprême, c'est que l'art ne se montre pas. C'est ainsi que l'entendait l'auteur des *Provinciales* : quand on voit, dit-il, le style naturel, on est tout étonné et ravi ; car on s'attendait de voir un auteur, et on trouve un homme ; au lieu que ceux qui ont le bon goût, et

(1) « Ainsi Lafontaine y est naturel, même dans le parti pris ; Regnard y est gai ; Pompignan plus lourd et provincial, Bertin sec et vif, Boufflers espiègle. Chapelle, le premier entré dans la voie, y va rondement et d'une touche large et facile. » *Sainte-Beuve.*

(2) Le vicomte de Bonald.

qui, en voyant un livre, croient trouver un homme, sont tout surpris de trouver un auteur.

Aussi qu'arrive-t-il, par exemple, en fait de *voyage*, médical ou autre? Vous avez à peine parcouru les premiers feuillets que déjà vous reconnaissez un auteur qui occupe les lecteurs non pas du sujet de son écrit, mais de lui-même, ce qui est contre toutes les bienséances. Cela vous impatiente, vous irrite, et bien vite vous jetez le livre de dépit, et de la sorte punissez l'auteur en ne le lisant point.

A notre avis, on doit écrire de telle façon que le lecteur n'ait pas même l'idée de penser à vous ni à votre style, mais uniquement au sujet de votre écrit; et ce sujet, il vous faut le mettre tellement en relief que, seul, il attire et absorbe toute l'attention de celui qui vous lit. Et ceci est surtout plein d'à-propos, quand on relate un voyage; aussi, en résumé et pour conclure, dirons-nous que nous partageons pleinement la manière de voir et de faire de Volney. Dans son *Voyage en Egypte et en Syrie*, au lieu de nous raconter ses marches, l'emploi de ses journées et de nous permettre de le suivre, il n'a donné que le résultat de ses observations pendant trois ans. J'ai rejeté comme trop longs, dit-il judicieusement, l'ordre et les détails itinéraires, ainsi que les aventures personnelles; je n'ai traité que par tableaux généraux, parce qu'ils rassemblent plus de faits et d'idées, et que, dans la foule des livres qui se succèdent, il me parait important d'économiser le temps des lecteurs.

En effet, dans un *voyage médical*, par exemple, quel intérêt pourrait avoir, pour le plus patient des lecteurs, des études d'analyse, d'observation, — souvent contradictoires d'un jour à l'autre, — sur un homme, une École, une doctrine; études préliminaires pourtant nécessaires avant de formuler un jugement, une conclusion définitive?

Ces documents réunis et accolés à la suite les uns des autres auraient l'inconvénient, le décousu de notes consignées au jour le jour sur un agenda et sans autre lien que l'ordre de leur évolution chronologique. Cette forme de rédaction serait même inférieure à celle du dictionnaire, pour la commodité du lecteur, qui, au moins, dans celui-ci trouve immédiatement ce qu'il cherche, grâce à l'ordre alphabétique des matières.

Ainsi, en pareil cas, il nous semble qu'à l'ordre chronologique, à la disposition alphabétique on doit préférer l'enchaînement logique. On peut fort bien utiliser plus tard toutes ses notes et souvenirs de voyage en traitant séparément divers sujets auxquels la forme monographique donne plus d'unité, partant plus de consistance.

Agir tout autrement que nous venons de le dire serait imiter cet architecte mal avisé qui, voulant faire admirer un édifice, son chef-d'œuvre, le laisserait encombré des échafaudages et matériaux des constructions les plus disparates. Aussi malavisé serait l'écrivain qui, dans sa rédaction, confondrait l'édifice avec l'échafaudage.

Avant de terminer, nous répondrons à un reproche qui nous a été adressé par quelques lecteurs.

On nous a vu exposer avec une certaine complaisance quelques-unes des institutions ou méthodes d'enseignement reconnues pour fort avantageuses en Allemagne, de par la tradition et l'expérience de tous les jours. On nous a vu préconiser ces institutions de façon à les faire adopter en France. On en a conclu que nous voulions en quelque sorte *germaniser* la médecine française, les méthodes sinon les matières d'enseignement. Bref, et pour le dire en un mot, importer l'Allemagne en France. C'est, au moins, une singulière méprise.

De l'autre côté du Rhin, nous avons vu des choses excellentes, excellentes pour nos voisins, et qui pourraient l'être pour nous, mais non pas *toutes* cependant. Aussi avons-nous dû choisir et ne proposer à l'adoption de nos compatriotes que les seules institutions qui soient en rapport avec nos mœurs, notre génie national. Et apparemment que nous n'avons pas eu la main trop malheureuse, puisque la première des trois institutions par nous préconisées, —

la méthode d'enseignement clinique, — a été complètement adoptée par un homme (1) compétent, s'il en fût, en pareille matière, et qui, depuis vingt ans, enseignait suivant la méthode française.

Nous espérons aussi que nos projets de réforme, relatifs à l'internat français et à nos dispensaires, trouveront également, soit dans le corps médical, soit parmi MM. les membres des administrations hospitalières, des hommes intelligents et pleins d'initiative qui sauront en comprendre les avantages pratiques et auront l'autorité de les faire adopter.

---

(1) Le professeur Bonnet, de Lyon, voir page 28.

TABLE DES MATIÈRES.

ERRATA.

Page IV, dernière ligne : *dans*, lire *sans*.

Page 41, note (2), 2e, 8e et 11e ligne : *Zeitmayer*, lire *Zechelmeyer*.

Page 114, 9e ligne : *hort*, lire *hoert*.

Page 115, 3e ligne : *scht*, lire *seht*.

gerveihten, lire *geweihten*.

4e et 5e ligne : *Burche*, lire *Bursche*.

17e ligne : *veines*, lire *weines*.

Page 116, 6e ligne : *si*, lire *sie*.

OUVRAGES DU MÊME AUTEUR :

DE LA JAUNISSE, 1854 ; br. in-8.

TRAITEMENT DES MALADIES CHRONIQUES PAR LE VIN EN ALLEMAGNE. — Gazette médicale de Paris, 1858. — Pour faire suite à l'article de M. le docteur Giraud-Teulon, publié dans le même journal, 1858, sur l'emploi du vin, des alcooliques dans les maladies aiguës, en Angleterre.

L'ENSEIGNEMENT CLINIQUE EN ALLEMAGNE, particulièrement à Vienne. — Projet de réforme pour l'enseignement clinique en France, 1858 ; br. in-8.

DU STRABISME CHRONIQUE. Strabisme de l'œil droit ayant duré huit ans (1842-1850), guéri par la jusquiame, 1859 ; br. in-8.

TRAITEMENT DU STRABISME CHRONIQUE. Deux cas de strabisme guéri par le phosphore. Indications du phosphore contre diverses paralysies (publié dans la Gazette médicale de Dresde. *Neue zeitschrift für H. Klinik*, 1860).

POUR PARAITRE PROCHAINEMENT :

TRAITEMENT DE LA SURDITÉ. Observations de guérison chez des malades âgés de 40 à 60 ans.

Lyon. — Imp. d'Aimé Vingtrinier.

www.ingramcontent.com/pod-product-compliance
Ingram Content Group UK Ltd.
Pitfield, Milton Keynes, MK11 3LW, UK
UKHW021044200726
13857UKWH00003B/815